いかに"深刻な診断"を伝えるか

誠実なインフォームド・コンセントのために

Communication Skills in Medicine

チャールズ RK ハインド ◆編
元日本大学医学部内科教授　ピースハウス病院最高顧問
岡安大仁 ◆監訳
ピースハウス病院医療ソーシャルワーカー
高野和也 ◆訳

人間と歴史社

COMMUNICATION SKILLS IN MEDICINE
Edited by Charles RK Hind

© BMJ Publishing Group 1997
First published in 1997 by the BMJ Publishing Group,
BMA House, Tavistock Square, London WC1H 9JR
Japanese translation arranged with British Medical Association, London
through Tuttle-Mori Agency, Inc., Tokyo

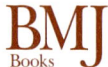

推薦のことば

大阪大学人間科学部教授・淀川キリスト教病院名誉ホスピス長
柏木哲夫

　本書を読んで二つのことを思い出した。第一は、数年前にカナダのモントリオールで開かれたターミナルケアに関する国際会議での経験である。各国の代表者が集い、ターミナルケアの分野で何が最も欠けているかを話し合った。その結果、最も欠けているのは、ターミナルケアに関わる医師の「コミュニケーション能力」であるとの結論に達した。そして、医学教育のなかで、患者や家族とのコミュニケーションについての、基礎的な講義や、シミュレーションを利用しての実地教育の必要性を会議のRecommendation（勧告）として出すことになった。

　第二は、私自身が翻訳に携わった時の経験である。これも数年前に三人で、KlausとKennellとの"Parent- Infant Bonding"（親と子のきずな、竹内、柏木、横尾訳、医学書院）を訳した。私は奇形の子供や未熟児を出産した親や、子供が死亡した親とどのようなコミュニケーションをとればよいのかについて書かれている部分を担当したが、その具体性に感歎した。インタビューの時の態度や言葉遣いにまで言及した記述は、すぐに臨床に応用できる実際的な内容であった。

　本書の"Communication Skills in Medicine"という書名が示すように、本書は臨床のさまざまな場面におけるコミュニケーションの重要さについて述べている。18名の執筆者がそれぞれの専門分野におけるコミュニケーションについて、具体的に述べているのが本書の特色である。例えば、先天性奇形や脳障害をもつ子供の親とのコミュニケーション、脳死の子供の親とのコミュニケーション、エイズのテストに関するカウンセリング、がん患者とのコミュニケーション、突然死を経験した家族とのコミュニケーション、死後の病理解剖に関するコミュニケーションなどが具体的な内容である。

本書が日常の臨床における具体的な課題を扱っているという例であるが、10章でいわゆる「問題患者」（難しい患者）とのつきあい方についての記述がある。臨床の場で、「難しい患者」の問題は文字どおり難しい。この問題をきっちりと取り上げた書物はきわめて少ない。本書はこれを取り上げ、具体的な例を挙げて、対処の仕方を記述している。

　コミュニケーション不足はターミナルケアの場合のみならず、日本の医療のすべての場において言えることである。医学教育のなかでコミュニケーションについての教育があまりにもおろそかにされている。例えば人の話をよく聞く技術（Listening skills）を身につけていない医師があまりにも多すぎる。

　医療の分野で「患者の自己決定」やインフォームド・コンセント Informed Consent（IC）は、今後ますます重要になるであろう。しかし、現在の日本の医療界においてこのICという言葉が内容をともなうことなく一人歩きしているように思える。手術の前に充分に説明を聞き、納得して手術を受ける方がよいのは当然である。ICの重要性が叫ばれるようになってから、以前に比べてよく説明する医師が増えたことはとてもよいことである。しかし、日本の医療のなかで決定的に欠けているコミュニケーションがICという概念とドッキングしなければICはただ単に立派な考え方にとどまり、患者の真の利益にはならないであろう。私は「ICからICCへ」ということをずっと主張している。日本におけるICは、一方的に説明をし、同意を取りつけるという感じがする。ICCの真ん中のCはCommunicationのCである。Informし、しっかりCommunicationをとり、Consentにいたる必要がある。

　本書は明日からすぐに役立つCommunicationの基本を多くの実例を示しながら、実にきめ細かく述べている。訳も柔らかくわかりやすい。医師、ナース、ソーシャルワーカーなど臨床の現場にいる人のみならず、臨床におけるコミュニケーションに関心をもつ人に、是非読んでほしい好著である。

目次

推薦のことば ……………………………………… 1
序章 ……………………………………………… 7

第1章
周産期脳障害を負った子供の両親への説明 ……… 13

第2章
子供の先天性異常を両親に告げる ……………… 27

第3章
「乳幼児突然死」に遭遇した家族へのサポート …… 41

第4章
虐待が疑われる子供の両親への対応 …………… 55

第5章
子供の脳死 ……………………………………… 65

第6章
膵嚢胞性線維症の若者への対応 ………………… 77

第7章
HIV検査に向けてのカウンセリング …………… 91

第8章
多発性硬化症の患者 ……………………………… 103

第9章
ガン患者 ………………………………………… 115

第10章
「問題患者」(難しい患者)と向きあう …………… 129

第11章
心肺蘇生術の決定に際して ……………………… 147

第12章
家族の突然死 …………………………………… 161

第13章
遺族に剖検の許可を求める ……………………… 181

監訳者あとがき ………………………………… 195

いかに"深刻な診断"を伝えるか
―誠実なインフォームド・コンセントのために―

【凡例】本文中◆を付した数字は訳註番号を示す。註は各章末に掲載した。

序章

Charles RK Hind
Editor, the Postgraduate Medical Journal, London; Consultant Physician,
Royal Liverpool University Hospital and the Cardiothoracic Centre, Liverpool

　「コミュニケーション」は医療において非常に重要である。それは、症状や疾病の徴候を説明する際の「サイエンスとしての医療」にとってまず欠かせないものである。
　さらに、患者一人ひとりの個性を見きわめ、彼らが病気や障害によって受ける衝撃を理解し、そしてそれらと関わっていく「アートとしての医療」の基盤となるものであり 0-1 、コミュニケーションは、治療、場合によっては悲嘆のプロセスの出発点とも位置づけられるものである。

0-1 理想的な医師

　金銭のために働くのではなく、「アート」に身を注ぐ人間だけに与えられる高潔さ——すなわち、幾百もの謎に験された思慮深さ、幾千もの困難に鍛えぬかれた臨機応変の才、さらに、ヘラクレスのような明るさと勇気——これらを備えた医師が、病者の部屋に息吹と活力を運び、彼の思いをはるかに超えて、病者に癒しをもたらすのである。

RL Stevenson (1850〜1894)

　患者あるいはその近親者へ悪い知らせを伝える「スキル」の習得は、過去何十年にもわたって経験に頼られてきた。しかし「経験」とは、オスカー・ワイルドが「人々が自らの過ちに対して与える呼称」と定義したものにほかならな

い。

　ごく最近になって、この種のスキルをきちんと教授する必要性が認識されるようになってきたが、これは学部レベルだけでなく、卒後修士、博士課程においても重要なことである。

　本書のねらいは、コミュニケーション・スキルがとくに重要となる場面に、どのようにかかわってゆくべきかを明確に示すことにある。十三章にわたり、失敗を犯しやすい臨床場面を各章ごとに取り上げ、具体的な対応の方法を述べていきたい。

　各章に共通して語られる九つのテーマがある。これは、あらゆる臨床場面においてコミュニケーションが円滑になされるための基礎となるものである **0-2**。

0-2 臨床コミュニケーション・スキルの基礎

1　時間
2　準備
3　正直にかつ同情をこめて話す能力
4　他者の感情を見きわめる能力
5　耳を傾ける能力
6　説明する能力
7　理解する能力
8　患者を気づかう能力
9　一貫性

1────時間

　第一に、「スキルを身につけるための時間」が必要となる。これはじつに時間を要することであり、充分なスキルを習得しないうちに「告知」を行なってはならない。準備不足であるという自覚があるときは、先輩医師の援助を求めるべきである。

第二に、「面談を行ない、患者や近親者のさまざまな関心事に答えるための時間」がある。多忙な臨床医にとっては悪い知らせを伝えることも、限られた時間の中でこなすべき日常業務の一部にすぎないだろう。しかし、それとは対照的に、危機に直面している患者や家族にとって医師と接することは、かけがえのない、生涯忘れ得ない体験となるのである。どんなに忙しくても、プロフェッショナルとしての態度を保ち、他のことに気を取られているような素振りは決して見せてはならない。
　第三に、「告知を受けた者が状況の重大さ、深刻さを認識するための時間」が挙げられる。さらに状況によっては、「なんらかの決断を彼らが下すまでの時間」（例えば、ガンに対して外科手術を行なうか化学療法を行なうかetc.）も求められる。患者や家族が他の近親者、友人、あるいは医療スタッフと話し合う時間をとれるように、二回目の面接を翌日・翌週などに行なう必要も出てくる。あくまでも患者・近親者のペースに合わせて面談を進めなくてはならない。

2 ── 準備

　第一に、医師はあらゆる側面からその患者の状態を把握するために、充分な時間をとり、他の医療スタッフからの情報を得なくてはならない。
　第二に、面接は部外者のいない静かなところで行なうこと。また、患者、近親者が部屋に入ってきたときには椅子から立ち、「おはようございます、スミスさん。私は胸部疾患顧問医のハインドです」などと全員に対して自己紹介をし、面接に同席しているのは誰なのか、患者との間柄を尋ねて正確に把握し、各人と握手をするというように、「礼儀」を尽くさなくてはならない。
　第三に、彼らが他の医師や医療スタッフからすでに知らされていること、そして彼らの関心が現在どこにあるのかを把握しておく必要がある。

3 ── 正直にかつ同情をこめて話す能力

　医師には、悪い知らせを淡々と正直に、しかも、同じ人間としての同情をこめて伝える能力が求められる。──例えば「このことをお話しするのは残念な

のですが、そうなのです、診断はガンなのです。」などというように――。

正直さはまた、経験を積んでいない医師が、先輩医師からの助言を得られないような状況下でとくに要求されるものである。例えば深夜、予期しない臨終を遺族に告げなくてはならない場面もあるだろう。そのような場合は、自分は今すべての質問に答えられる立場にはないのだということを正直に、礼儀正しく伝えればよい。しかし同時に必ず、翌日の診療時間内に早急に、先輩医師から説明がなされることを約束しなくてはならない。

4────他者の感情を見きわめる能力

悪い知らせを聞いたときに、患者や近親者が示す反応は一様ではない。しかし、一般によく見られる反応がいくつかある（第1章参照）。それを前もって認識しておき、どのように対応すべきかを心得ておくことが求められる。

5────耳を傾ける能力

医師が「会話を仕切る」ことは、絶対にしてはならない。前述のように、正直かつ率直に診断結果を告げた後は、それに続く会話のペースや方向性が患者や近親者本位のものとなるように心を砕くこと。この時、医師には、彼らの質問に答えるために、相当な医学的知識が必要となってくる。（例としては第4章を参照）

6────説明する能力

医師は、質問のすべてに正直に、また医師と同等の知識を持たない者にも理解できるような言葉で、答えていかなければならない 0-3 。質問のすべてに答えられない場合は、そのことを隠さず正直に述べ、その問題に対応できる者を紹介しなければならない。

> **0-3** 良い聴き手であること
>
> 「医師は良い聴き手でなければならない……そして分かりやすい助言と説明ができなければならない」
>
> *General Medical Council, London, UK, 1995*

7 ── 理解する能力

　厳しい状況下ではあっても、患者や近親者からの質問に対し、なぜそのようなことを尋ねるのかを聞いてみると、医師にとっては恐れることなく回答できることがある。例えば、ガン患者が予後について尋ねてきたとしても、ただ単に、三カ月後も下階まで娘を見送るために、一緒に歩いて行けるのかどうかを知りたいだけということもある。質問の背後にある本当の理由を判断してはじめて、患者が真に満足する答えを提供することができるのである。

8 ── 患者を気づかう能力

　告知によって、天地がひっくり返るような衝撃を受けた患者や近親者にとっては、医師が姿を消した後こそが試練の時となる。それを気づかうためには、彼らが決して放っておかれはしないこと、この状況を乗りきるための援助やもっと分かりやすい説明をするために、医療スタッフがすぐ近く、あるいは電話線の向こうに控えていることを、保証しなければならない。

9 ── 一貫性

　患者や近親者に与えられた情報を、周囲の医療従事者たちが一貫性をもって共有することは非常に重要である。面接の内容をすべて明確に書面で記録しておく重要性は、強調してもしすぎることはない。関係する医療従事者（例えば、かかりつけの医師、ガン専門の看護婦など）全員が、患者や近親者に話された内容をしっかり把握しているかどうか、確認することは医師の務めである。

以下に続く十三章が、「欠くべからざる洞察力」を、医師あるいは医学生に与えるよう願ってやまない。──それはかつて、オリバー・ウェンデル・ホームズが語ったように、「一生涯の経験」にさえ匹敵するものだからである。

第1章
周産期脳障害を負った子供の両親への説明

Steven Ryan
Senior Lecturer in Neonatal and Paediatric Medicine,
Institute of Child Health, Alder Hey Children's Hospital, Liverpool

──── どんな脳障害が生じるのか

　児童期になって神経学的障害が顕在化した子供の大多数は、周産期になんら急性症状を経験していない。Littleは「脳性麻痺」のほとんどが分娩時仮死に起因すると推測したが[1]、このような仮死によるケースは10％に満たないことが分かっている。とはいえ、ある程度の規模をもった産科病棟においては、長期にわたる障害のリスクをともなう急性の脳障害を持った子供が毎年何人か生まれている。[1]

　もっとも頻度の高い障害は、正期産児に広く見られる「低酸素性虚血性脳症」と、早期産児に広く見られる「脳室内出血」および「脳室周囲白質軟化症」である。その他、まれではあるが、「核黄疸（高ビリルビン血症性脳症）」と「髄膜炎」などが挙げられる **1-1**。

1-1 周産期脳障害の原因となる後天的な条件

- 分娩時の仮死──胎盤早剥、子宮破裂、臍帯脱出など
- 早期産児──脳室内出血、脳室周囲白質軟化症
- 核黄疸
- 髄膜炎
- 脳出血──血管奇形、凝固障害
- 損傷
- 脳炎──サイトメガロウイルス

……低酸素性虚血性脳症
臨床的には、低酸素性虚血性脳症（図1.1）は三つの段階に分けられ、現在この段階分けは広く用いられている。Leveneらの研究によると、軽度の脳症（けいれん発作なし）をともなう新生児には長期的な障害の危険性はほとんどなく、中程度の脳症をともなう新生児には、約25％の死亡ないしは重度障害の危険性があり、また、重度の脳症をともなう新生児には、同様の予後が50％〜100％となる危険性がある[2]。

このほか、20分を超える自発呼吸の開始の遅れ、一週間を超える摂食における遅れ、新生児期における持続的な神経学的異常の状態なども、好ましくない予後をもたらす危険性が高い。

出産時に心停止を被った乳児のうち、出産後30分以内に自発呼吸を開始できなかったケースすべてに「痙性四肢麻痺」が発生している[3]。また、出産後20分以内に自発的に呼吸をしなかった乳児の75％が死亡、もしくは重度の神経学的障害を負ったとの研究もある[4]。

持続性の弛緩、およびすぐに過度の緊張へと進行する弛緩は、高い発症率（75％以上）で、死あるいは障害へと結びつく[2]。

とはいえ、数カ月にわたって乳児が神経学的異常を全く、あるいはほとんど有しないような「ハネムーン」期間がある場合も多い。とりわけ中程度の脳症をともなうグループに対しては、慎重を期すことが賢明である。

ほとんどの乳児において、どのような異常（多くの場合脳性麻痺）であっても、一歳までには現われてくる。一般的に、後に生じる障害が重篤であるほど、異常は早く発見される。

……脳室内出血
早期産児において、脳室内出血は、尾状核頭部と接する側脳室体部の床の両側にある胚基質（germinal matrix）より生じる。出血が基質に限られていれば（図1.2）、障害は生じない。出血が脳室そのものへと及ぶと（図1.3）、脳脊髄液の流れの阻害――出血後性水頭症（図1.4）あるいは局所性実質性脳梗塞（図1.3）を引き起こすことがある。いずれの場合も、長期におよぶ障害――とくに脳性麻痺の危険性が高い[5]。

また、出血後脳室拡大に対する治療を必要とする新生児が運動神経障害を引

第1章　周産期脳障害を負った子供の両親への説明　　15

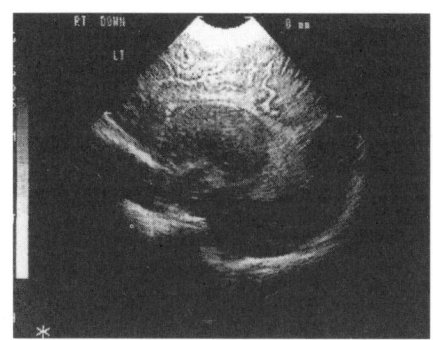

図1.1　脳浮腫により、エコー輝度の増強した脳回とスリット状に狭小化した側脳室を示す満期新生児の傍矢状断面頭部超音波画像。

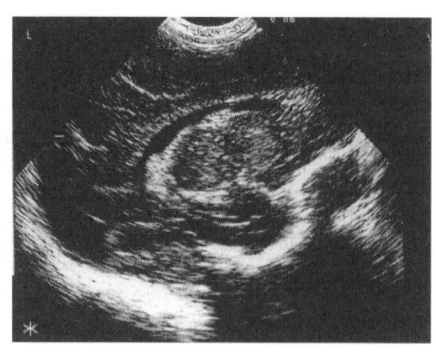

図1.2　側脳室体底部に濃厚エコー画像を示す、脳室上衣下出血を呈した早期産児の左側傍矢状断面頭部超音波スキャン像。

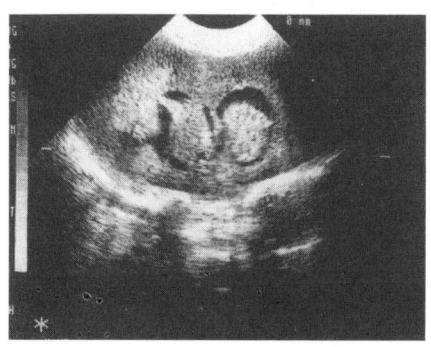

図1.3　拡大した両側側脳室前角部の中に、両側性に濃厚エコー凝血塊を示す早期産児の冠状断頭部超音波画像。一側には脳実質内の梗塞巣が濃厚エコー像として示されている。

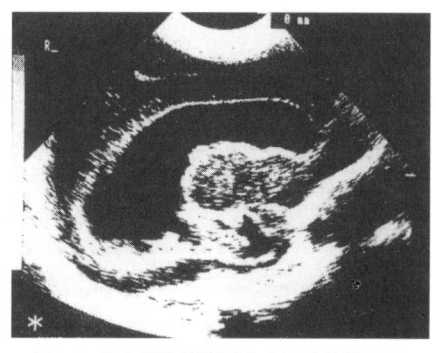

図1.4　出血後性脳質拡大を示す早期産児の傍矢状断面頭部超音波スキャン像。

図1.5　両側後頭部に、嚢胞性の白質軟化症を呈した、早期産児の後部冠状断面頭部超音波スキャン像。これは重症の多発性神経障害に強く一致する所見である。

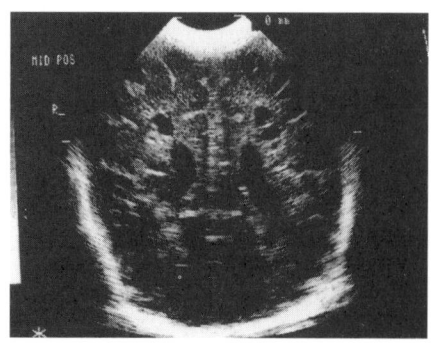

き起こす危険性は90％あり、手術後生存例でも76％の新生児に顕著な障害がみられるようになる。その他、視覚、聴覚、知能に障害が起きることもある。両側性病巣は高度の障害と結びつきやすい。そして、出血性病変は、頭部超音波検査によって、新生児のうちに容易に確認することができる[6]。

早期産児における虚血性の病変は、妊娠早期での血管の分岐点である側脳室周囲領域に生じる。病変は32週までの早期産児の5％に生じる。特徴的な病変は、頭部超音波画像上の、側脳室上部や外側に見られる、多くは両側性の"punched-out"嚢胞性病変である（図1.5）[6]。内包がこの領域にあるので、脳性麻痺が頻繁に起こる。一般的に、四肢麻痺よりも両側麻痺のほうが起こりやすい[7,*2]。

治療の中止を考えるとき

死、または重度障害のリスクが高いかどうかは、生後数日のうちに明確に判別できる。そのような乳児が集中治療を受けているときには、治療の中止を考えるべきであろう。これについては、本稿においては、これ以上深く論ずることはせず、「最終決定はその患者の治療責任者である医師によってなされるべきである」と述べるにとどめる。このような状況は、必ず両親に説明し、両親がそれを理解し、受け入れたうえで、最終的に決定したことを実行しなければならない。とはいえ、両親が選択をする責任が自らにあると感じるようなことがあってはならない。このような決定にかかわる倫理面を論ずることは、本稿の目的とすることではない。

両親は何を知りたがるか？

両親は、何が起こったのか、なぜそれは起こったのか、そしてそのことは自分たちの子供の将来にとって何を意味するのかを知りたがる。医師は、医学上の専門的な細かい情報――医学生ですら完全には理解できないようなレベルのものまでも――披露したいという誘惑に駆られるものだが、何が起こったかを説明するにあたっては、「脳障害」というような簡単な言葉が、とくに両親がそれを理解し、使っている場合には、ふさわしい。

何らかのスキャン画像があれば、それらを乳児の両親に示すことで説明しやすくなる。可能であれば、比較のために正常例のスキャン画像を用意する。「スキャン画像」は、早期産児の出血性病変に関しては最も有用である。ところが「超音波画像」は、重い脳症であっても正常に映ったり、微妙な違いしか示さないことがある（図1.1）。

両親には、子供のおかれた困難な状況の原因に関して、早急に説明しなくてはならない。彼らは、この状況は回避しえたにもかかわらず不手際によって生じたものなのか否かを知りたがるものである。

しかし、早期産児における脳病変は未熟児の結果として生じるものであるから、出産において避けることのできる要因が、障害の発生に影響を与えたと示唆する証拠は、ほとんど見つからない。

分娩時仮死を被ったと思われる乳児の両親は、医療者に責任があったかどうかを確かめることに非常な関心を示すことがある。その質問に対処する際の不手際、そして不手際が生じたときにうまく謝罪できないことが、多くの訴訟のもととなっていると言われている。

ゆえに何が起こったかを、きちんと説明しなくてはならない。理想的には、母親の治療にあたっている産科医が、両親の質問のすべてに答えつつ、できるだけ早く何が起こったかを説明すべきである。また産科医は、両親が小児科医から何を聞かされているかを知っておかなくてはならない。

一方、小児科医も、仮死を被ったと思われるような乳児のなかに、実際はそうではないケースがあるということを念頭において置かなくてはならない。分娩以前に、中枢神経系の異常を発生させている乳児は、分娩時仮死の典型的な特徴を呈していることがある。彼らの、分娩という大きな出来事に反応する力が不完全なためである。そのような乳児においては、異常心陣痛図、胎便混入羊水、アプガール・スコア低下、新生児脳症が観察されている[8,9]。

当然のことながら、このような乳児の中枢神経系の異常は、将来、神経学的異常を引き起こす。そこで、「分娩時仮死」という用語は、注意深く用いられなければならない。必要であれば、両親に、分娩時仮死の概念を説明すべきであるが、まず大切なのは、顕在化している障害の特徴を示すことである。

異常が生じたのだということをはっきりと認識すると、両親はそれが我が子にとって何を意味するのかを知りたがるものである。彼らははっきりとした説

明を望むであろうが、残念ながらそれが常に可能であるとは限らない。

例えば、かなり重度の低酸素性虚血性脳症を被った正期産児において、重大な問題の生じる確率は平均して25％である。しかし、その子供がこの25％に入っているのか、それともその他の75％の方に入っているのかを知ることは不可能なのである。あえて憶測を語るよりも、このような不確実性を説明する方が重要である。もし、あなたが「これは確実ではない」と、最新の学説にも通じているのを示すことができるならば、両親とのあいだで信頼関係を築くことも可能である。そして「私には分からない」と述べることはいっこうにかまわないのである。

状況を伝えるための便利な方法として、考えられる障害の「幅」を表現するということがある。すなわち5％から95％の信頼区間というようなものである。こうすることで両親に、期待される最善、そして最悪の結果について説明できる。

例えば、かなり重度の低酸素性虚血性脳症を被った子供には、正常というゴールが一方にあるが、もう一方には痙性四肢麻痺と将来のライフスタイルにおける過大な譲歩ということがあるのである。まだ不確実な段階では、予測される機能について、はっきりと言及することは避けるのが賢明である。このような状況で「彼女は歩けるようになりますか」と尋ねられたら、考えられる結果としてすでに予想した、「障害の幅」に立ち戻ることも可能なのである。

正確な言及ができたとしても、悲観的な文脈で伝えると、生涯にわたるような怒りを生じさせてしまう。例えば「あなたのお子さんは読み書きは決してできないでしょう」というような[10]。それを避けるためにも、「幅」というアイデアは、両親にめざすべき目標を与え、また楽観的な見方の余地を残すという点で、有用なのである。

いつになったらより確信をもてるのか、そして、どのような経過観察をとるのかという疑問が必然的に生じるであろうが、9カ月から1歳までに、ほとんどの脳性麻痺ははっきりとしてくる。

———障害の告知にあたって

予想される障害、あるいはさし迫った障害について情報を打ち明けることは、

多くの点で、家族の一員が亡くなったことを近親者に告げることと似ている。

両親は、自分たちの子供がどんなふうに生きていくだろうかと、あらかじめ夢を抱いているものなのである。このような可能性が失われてしまうことは、死別に際して認められるものに匹敵するような、深い悲しみという反応を引き起こす。死を告げるときに必要とされるのと同様の技術、能力、資質が要求されるのである。

最初の面談で告知を受けた両親の感じ方いかんによって、家族がその子供をどう受け止めるか、子供の障害に長期的に連れ添っていくことができるかどうかが、大きく左右される[11]。そのために、「何が伝えられるのか」だけにとどまらず、「いかに伝えられるのか」も重要である。

可能であるならば、両親そろって告知に臨んでいることが望ましい。両親には、考えうる問題が特定された時点でできるだけ早く、親身になって、専門用語を用いることなしに、告知をしなくてはならない[10]。両親は、明確かつ率直で、なおかつ子供に対する肯定的な捉え方をもって告知されることを感謝するものである **1-2** ～ **1-4** [10]。

1-2 両親は医師に何を望むか

- 自分たちと親しい関係にあること
- 子供のことをすでに知っていること
- 人あたりが良さそうに感じられること
- 見おろすのではなく、対等であること
- 支持してくれること

1-3 両親はどのような情報を望むか

- 理路整然としたもの
- 明確なもの
- 肯定的な面も含んだもの
- 将来に関する疑問に触れていること
- 入手可能な参考資料
- 診断における特徴的な点を教えてくれること（スキャン画像等）

> **1-4** 両親はどのような告知を望むか
>
> **伝え方**
> - 直接的なもの
> - 気づかい、思いやりに満ちたもの
> - 一般的なものではなく自分たちに関する情報
> - 早急なものではなく段階を踏んだもの
>
> **環境**
> - 他人はおらず、静かであること
> - 直接相対していること(電話ではなく)
> - 両親がそろい、また支えになる人をともなっていること
> - 子供がその場にいること
> - 両親が子供とともにすでに時間を過ごした後

──両親の感情的反応を理解する

　両親は非常に強い反応を示すであろう。また苦悩、罪悪感ないし非難といった、度を超した感情を抱く可能性がある。まず、両親には、そのような反応も、このような状況に対して人間が普通に抱く感情であると伝えるべきである。次に、そのような度を超した感情を鎮めさせることが必要である。この過程が何度か繰り返される必要があろう。

　反応の性質を知っておくことによって、医療チームはそれに対する心構えができる。またそれによって、そのような感情が引き起こされたのは、情報を伝えるにあたって自分たちに非があったためではないと理解でき、両親が怒りや非難の気持ちを、自分の子供の担当者へ向けることもあるということを受けとめられるようになる。

　ある意味では、明らかな感情的反応は、メッセージが伝わったということの証しであるとも言える。

──面談の準備

　情報を打ち明ける際に、その乳児を担当している看護婦に立ち会ってもらう

ことには、いくつかの利点がある。まず、医師自身に対するサポートであり、次に両親に対する首尾一貫した話を保証するためである。

　面談に先立って、医師が取り上げようとしている主なポイントを、看護婦に説明しておくとよい。看護婦は、両親が見落としてしまうような疑問のいくつかを心に留めておくことができる。看護婦は、面談の前に要点を見直し、両親が持ちうる疑問を新たに書きとめておくこともできる。

　看護婦はまた、不用意に用いられた医学の専門用語を解説することもできる。新人の医療スタッフもまた、同様の役割を数多く果たすことができ、なおかつ、それによって有益なトレーニングを積むこともできる。

　看護婦や新人の医療スタッフに、医師の行なったことでよかったと考えるのは何か、そして自分たちならば別のやり方で行なうであろうことは何か、ということについて彼らに尋ねることによって、面談を行なう者は自らの技術に対する貴重な評価を得ることができる。しかしこの場合、悪かったことを尋ねるのは避けなければならない。このような状況下では、悪かったところを指摘されることによって、医師が苦悩を感じてしまう可能性があるからである。

　面談者は簡潔にまとめられた医療記録を書かねばならない。この記録は、他の医療従事者への重要な情報伝達となり、また、首尾一貫した話をしていくことを保証するものとなる。看護婦もまた、他の看護スタッフの目につくところに、自らの所見を記録しておかねばならない。

　悪い知らせを告げるときには、両親に「プライバシー」と「時間」を提供することが望ましい。そして、初回の面談は、45分以内にとどめるべきである。

　告知に対してよく見られる反応は、茫然として黙ってしまうこと、あるいは、泣き出すことである。このような場面に出会うと、我々は本能的に、沈黙を破ろうとしたり、あるいはその場を立ち去りたくなる。しかし、黙ったままでいて、両親が次の質問を出してくるまで待つ。このことが1～2分以上続くことはまれである。

　両親は医師の存在など、ほとんど目に入っていないように見える。しかし、その医師がそれでも役に立ってくれていた、助けになったと気づき、後になってから話すことがしばしばある。

　告知に際して、子供がその場にいるということは有益であるが、これは、子供の状態が悪く、特別な治療を受けている場合は不可能だろう。

最初の面談は、以後続いていく面談の出発点にならねばならない。最初の面談時に、以後の面談のアレンジがなされるのである。二回目以後の面談は、初回と同じやり方を踏襲すべきである一方、両親の質問に答えること、そして一番大切な点を彼らが理解しているかを確かめることに重きを置いていく。時には、予測に反する状況によって、他の医師が、おそらく両親からの要請を受けて、面談を引き受けることもあるかもしれない。このような場合、看護婦や医師の医療記録を見直すこと、そしてどのような理解の仕方をしているかを両親に質問することで、面談が上手くいくようになる。

　両親は、共感を示し、耳を傾け、自らを理解してくれているような医師をありがたく思うものである[10]。このような評価は、家具の配置、体の姿勢、そしてコミュニケーション・スキルに関する基礎知識など、基本的な方法によって高めることができる[11]。医師は、机の向こう側に冷たく、よそよそしく、背筋を伸ばして居るのではなく、両親とともに腰をかけ、彼らにまっすぐ注意を向けて座っているべきである。

　どの程度身体に触れるかについては、いくつか疑問点がある。抱きしめるか？　握手するか？　肩に手をやるのか？　決まったやり方はない。自分がやりやすいようにしてよいだろう。

　面談のある時点で、質問を書面で持ってくることを勧めるとよい。書くということは、医師の示したポイントについての両親の記憶と理解を助けるからである。

脳性麻痺について

　新生児脳障害の生存者における好ましくない結果で、最も多いのは「脳性麻痺」である。この病気の定義に関してさまざまな見解があるため、病気について両親に伝える際には、注意を払わなければならない。両親が、脳性麻痺とはどういうものかについて自分たちなりの考えを持っていることもあるので、面談者が病気を説明する前に、両親に脳性麻痺をどのように理解しているか尋ねてみる必要がある。

　もし彼らが正しく理解している場合は、そのことがコミュニケーションの助けとなるであろう。彼らの知識が間違っているか非現実的である場合は、その

ことにこの段階で気づいておくことで、誤解を訂正することが可能となる。

　もっとも広く受け入れられている「脳性麻痺」の定義は、周産期に生じ、運動回路を損なう脳障害である。それは緊張の異常（そのための姿勢の異常）、そして運動制御の異常へとつながる。医師の言う「痙性」という言葉は、この強い緊張を指すのだと説明するとよい。病巣は一度できてしまうと進行するものではない、ということもまた重要な点である。

　脳障害の性質によっては、どのような脳性麻痺が現われるかを、おおまかに説明できる場合もある。例えば、核黄疸および周産期の後期の仮死は、いずれも運動障害性アテトーゼ様脳性麻痺に発展する[12]。

　この時点で、文字による情報がメッセージを伝えるにあたって役立ってくる。専門家よりも両親向けに書かれた著作があるが、それらを読むことで、両親はより詳しい質問ができるようになる[13]。何らかの早期の治療（物理療法など）、およびその理論的根拠、利点についてのおおまかな説明は、両親にとって肯定的なメッセージとなる[14]。

療育の計画を立てる

　悪い知らせを打ち明けるときには、何らかの肯定的な情報を付け加えることが大切である。

　知らせる価値のあることとして、時には顕著なまでの機能回復を可能とする「新生児の脳の可塑的な性格」がある。この過程を助けるにあたっての両親の役割を強調すべきで、できるだけ早く、積極的な役割を彼らに委ねる必要がある。我が子に備わった「可能性」という概念は、すぐに受け入れられ把握されるものである。

　考えられる将来像の幅という考え方を念頭においたうえで、このことは、彼らの子供に最初の数年間援助を与えてくれる多くの機関や人々に関連させて表現してもよい。この分野の専門家および自治体のサービスに関して無関心であることは、悪い印象を与える[10]。

　家庭医や保健婦によって提供されるサービスのなかには、両親がすでによく知っているものもある。カウンセリングや具体的な援助を含めて、多くのことを彼らに提供する地域の、あるいは国の組織もまた存在するであろう。脳性麻

痺をともなう人々の援助を目的としたイギリスの組織、SCOPEがその一例である。病院のソーシャルワーカーが、それらの組織の連絡先のリストを持っているだろう。[5]

──より良いコミュニケーション・スキルを身につけるために

以上のような場面で求められるスキルは、いかにして学び、研鑽することができるだろうか？

第一には、悪い知らせが伝えられる医療の現場に立ち会うことである。これには、前述したとおり、説明を行なう者にとっても、見学する者にとっても学習としての意味がある。良い面を評価していくことが、評価方法として確立されていれば、当事者が安心感をもって、説明をしていくことができる。

多くの者には嫌われているようだが、「ロールプレイ」もきちんとしたかたちで行なわれるのであれば、コミュニケーション・スキルの向上や、問題点の把握をするために、非常に有効な手段である。

医療従事者と患者とのコミュニケーションについて概観が得られるテキストもあり、それらを臨床場面や、ロールプレイの場面で用いることによって、関心を向け、改善しなくてはならない領域を明確にできる[11]。

要するに、一般的に必要とされる基本的なコミュニケーションのスキルが、以上のような場面であっても同様に求められるのである。さらに、悪い知らせの告知に対する「両親の反応」を理解することが求められる。

Krahnら[10]による、 **1-2** から **1-5** に挙げられた「両親の関心事」には、情報を与える側として、努めて触れるようにするべきである。

1-5 コミュニケーションを促進するために

- 耳を傾ける
- 各面談において両親の理解を見きわめる
- 両親に数回は会う
- 看護者を立ち会わせる
- 両親に質問事項を紙に書くよう求める
- スキャンや画像は何であれ用い、身体的徴候を両親に示す

◆1. わが国の仮死後の中枢神経系予後に関しての研究で、死亡を含めた障害児の率は坂らの12%という報告がある。
◆2. 脳内出血と虚血性病変が子供にもたらす障害の程度と頻度について、わが国の研究によれば、出生体重1000g未満で脳室内出血Ⅲ、Ⅳ度の脳性麻痺発生率は33%で、Ⅰ、Ⅱ度のそれは8%、出生体重1000g以上で脳室内出血Ⅲ、Ⅳ度の脳性麻痺発生率は25%で、Ⅰ、Ⅱ度のそれは6%。
（藤村正哲　頭蓋内出血　1早産児　佐藤　潔他編　胎児、新生児の神経学　メディカ出版1993　P.374-394）
◆3. 脳障害を負った子供の療育を支える組織として、下記などがある。
（財）脳性マヒ児を守る会
〒151　東京都渋谷区上原2-5-4-304 TEL. 03-3465-7132
全国重症心身障害児（者）を守る会
〒154　東京都世田谷区三宿2-30-9 TEL.03-3413-6781

1　Little WJ.On the influence of abnormal parturition, difficult labours, premature birth, and asphyxia neonatorum, on the mental and physical condition of the child, especially in relation to deformities.*Trans Obstet Soc London* 1862;3:293-344.
2　Levene MI. The asphyxiated newborn infant. In: Levene MI, Bennett MJ, Punt J, eds. *Fetal and neonatal neurology and neurosurgery*, 1 st edn. Edinburgh: Churchill Livingstone, 1988; pp 370-82.
3　Steiner H, Neligan G. Perinatal cardiac arrest: quality of survivors. *Arch Dis Child* 1975;**50**:596-702.
4　Ergander U, Eriksson M, Zetterstrom R. Severe neonatal asphyxia: incidence and prediction of outcome in the Stockholm area. *Acta Paeditr Scand* 1983;72:321-5.
5　Ventriculomegaly Trial Group. Randomised trial of early tapping in neonatal posthaemorrhagic ventricular dilatation: results at 30 months. *Arch Dis Child* 1994;70:141-6.
6　Ryan SW. Cranial ultrasound in the newborn. In: Carty H, Shaw D, Brunelle F, Kendall B, eds. *Imaging children*. 1 st edn, Vol 2. Edinburgh: Churchill Livingstone, 1994; pp 1426-39.
7　De Vries LS, Larroche JC, Levene MI. Cerebral ischaemic lesions. In: Levene MI, Bennett MJ, Punt J, eds. *Fetal and neonatal neurology and neurosurgery*, 1 st edn. Edinburgh: Churchill Livingston, 1988; pp 326-38.
8　Gaffney G, Flavell V, Johnson A, Squier M, Sellers S. Cerebral palsy and neonatal encephalopathy. *Arch Dis Child* 1994;70:F195-200.

9 Naeye RL, Peters EC, Bartholomew M, Landis R. Origins of cerebral palsy. *Am J Dis Child* 1989;143:1154-61.
10 Krahn GL, Hallum A, Kime C. Are there good ways to give 'bad news' *Paediatrics* 1993;91:578-82.
11 Smith VM, Bass TA, eds. *Communication for health professionals*, 1st edn. Philadelphia: JB Lipincott Company, 1979.
12 Rosenbloom L. Dyskinetic cerebral palsy and birth asphyxia. *Dev Med Child Neurol* 1994;36:285-9.
13 Finnie NR, ed. *Handling the young cerebral palsied child at home*, 2nd edn. London: William Heinemann Medical, 1981.
14 Scrutton D, ed. *Management of the motor disorders of children with cerebral palsy*, 1st edn. London: Spastics International Medical Publications, 1984.

第2章
子供の先天性異常を両親に告げる

Steven Ryan
Senior Lecturer in Neonatal and Paediatric Medicine,
Institute of Child Health, Alder Hey Children's Hospital, Liverpool

はじめに

　大きな先天性異常をともなう子供の誕生は、イギリスにおいては稀になりつつある。発症頻度減少の主な原因は、妊娠初期でのスクリーニングによる奇形胎児の特定、ならびにそれに続く中絶であるが、二分脊椎等の病気においては、奇形に冒された胎児の受胎自体が減少してきている。よって、出産を控えた両親の多くは、自分たちの子供に奇形があろうことなどは予想もしていない。
　生命にかかわる奇形をともなう子供の生命維持の処置についてはその対応に大きな変化が生まれてきている。例えば、ダウン症をともなう乳児に対する、心房・心室中隔欠損症および十二指腸閉鎖症の手術は、以前に比べ、頻繁に行なわれるようになってきている。[1]

異常が発見されるのはいつか

　妊娠中の子供に大きな異常があると知らされたにもかかわらず、妊娠継続を選択する両親もいる。
　そのような場合、小児科医が出産前から関わることが望まれる。病気とその経過をきちんと説明し、両親の質問に答え、分娩と分娩後の治療についての計画を立てることができるからである[2]。両親が新生児室を見学しておくこともできる。子供が生後、どんな経過を経て成長していくか、その可能性について説明することは、両親にとって大切なことであり、また外科手術が検討される

場合には、外科医との面談も必要である。

　奇形をともなう子供を育てている親のインタビューをおさめたビデオテープを、出生前のカウンセリングの助けとして用いたところ[2]、ビデオを見た親は、そのビデオを的確で有益だと述べている。これは同じものを見た遺伝相談に来た人たちよりも顕著である。筆者らは、この受けとめ方の違いを、専門家に出生前カウンセリングの場で、よりバランスのとれた、指示的になりすぎない話し方を要求する際に、紹介している。

　出生時に大きな奇形が分かった場合は、子供が母親とともにいられるよう最大限の努力をしなければならない。子供を診察するために他の部屋や乳児の特別治療室へ連れ去るという、ある種の配慮からの対応をしがちだが、これは母子の結びつく自然なプロセスを阻害してしまう。

　間をおかずに母親の胸に抱かれた子供は、授乳が順調にすすむ可能性が高いのである。診察は必要だが、すべての子供が特別治療室へ連れていかれる必要があるわけではない。母親と乳児が引き離された場合、両親が子供を拒絶してしまう可能性が高くなる[3]。口蓋裂やダウン症の乳児は、生まれた後、母児同室で過ごせることが多い。

　両親に対して最初の告知を行なう際は、子供も一緒であるほうがよい。それは、重要な身体上の特徴を指し示し、正確な認識を持ってもらうためである[4]。両親は想像のなかで、実際よりもずっと「恐ろしい」奇形を思い抱くことがある。

　口唇裂をはじめ、外見上の奇形をともなって子供が生まれてきた際には、身体的な特徴の説明に加えて、他の子供の、外科手術の前後の写真を示すと、非常な安心感を与えるだろう。可能であれば、障害のさまざまな程度を示す写真を用意しておく。

　重大な奇形をともなう子供であっても、両親には正常に見えることがある。このようなケースは特にダウン症の子供の両親に多い。ところが多くの場合、このような両親はあとになって我が子の異常に気づくことになっても、出産の場にいた者から確かな情報を提供されていないので何も言わないことがある。また、分娩時の、普通ではないスタッフの反応によって、母親は「何か異常があるのではないか」と疑いを抱くようになることもある[5]。

　ときには同じようにみえる奇形でも、その予後は非常に異なっていることが

第2章 子供の先天性異常を両親に告げる　29

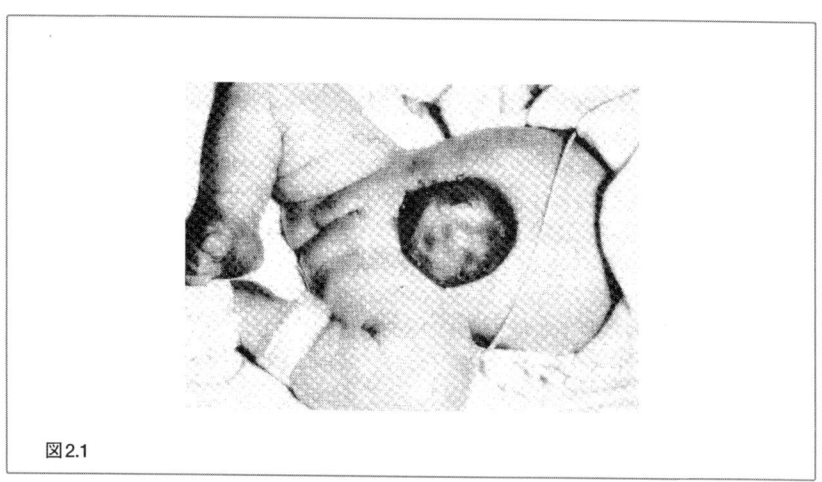

図2.1

ある。例えば、臍帯ヘルニア（図2.1）は、その他にも深刻となりうる多くの奇形と結びついている一方で、腹壁破裂症ではそのようなことはない。

────両親とはいつ面談すべきか？

　奇形が明白であったり、その疑いが強い場合、両親にはできるかぎり早急に伝えるべきである。両親に尋ねると、ほとんどが、スタッフが異常の疑いをもったらすぐにそのことを知りたいと語る[4〜6]。両親に話をする前に、あらかじめ検査による確認をすませておくべきであるとの見解もあるが、実際には、検査用のサンプルを得るために、インフォームド・コンセントが求められる。例えば、ダウン症の疑いに関しては、一般には臨床的な診断で充分である。核型の分析を行なうのは、あくまでも診断の確認のため、また「染色体転座」という、遺伝するごく稀な症例を見つけるためである。
　以前は、障害が疑われた時点ではなく、確定的な診断がなされてからすぐに両親に伝えるべきであり、また、何らかの不確定な部分がある場合には、確認が終わるまで待つ、あるいは両親側からアプローチがあるまで待つべきであると言われていた[3]。今日では、不確実性が存在する場合であっても、つねに両親に情報を与えるようになっている。

──面談

　おそらく母親の半数近くは、障害の告知や、話し合いの在り方に対して不満を抱いている[7]。このことは、どの職種の人間が伝えたかにかかわりなく見られる。

　父親、母親がそろっていて、治療上の責任者である医師がそばにいるときは、できるだけ早い機会を選んで面談を行なうべきである。両親がそろっていない、あるいはこのような責任者がいない場合、決定権をもたない医師がひとりで母親と面談すべきか否かは、議論を要する。

　いずれにせよ、奇形が明らかに存在する場合は、そのことについてただちに話し合わなければならない。確認のために検査を要するにしても、両親の同意が必要であるから、検査の目的を両親に説明しなければならないのである。

　両親とのコミュニケーションを円滑に進めるポイントは、「耳を傾けること」と「質問に答えること」であり、これはどんな場面にも共通することである[8]。逆に最も避けるべきは、両親に大量の医学情報を浴びせかけることである。一瞬でも止まって省みれば、集中的に教育された医学生でもなければ、とうてい理解することができないような概念を、両親に分からせようとしていることに気づくだろう。

　「悪い知らせを伝える」という居心地の悪い状況では、医療従事者は安易に講釈を垂れようとしてしまう。こうすることで、我々はそのような状況において、「沈黙」という厄介なものに対処しようとしているのである。しかし本来、沈黙は厄介なものではない。沈黙は効果的なコミュニケーションの兆候であり、また、考える時間をもたらすものであるからだ。沈黙は、両親に質問を考える時間を与えるのである。

　2-1 に医師と患者とのコミュニケーションにおいて広く見られる問題点を挙げる[8]。また、いくつかの解決法を **2-2** に挙げる。これらはコミュニケーションにあたっての一般的な原則ではあるが、本章のような状況にも応用できるものである。

2-1 コミュニケーションにおいて広く見られる医師側の問題点

- 患者の話を途中で遮る
- 患者にとって何が大切なのかということに対する配慮の欠如
- 説明不足
- フィードバックを試みない、すなわち患者ないし介護者の理解を確めない
- 曖昧な、あるいは難解な表現で情報を伝える
- 専門用語を用いる

2-2 望ましいコミュニケーションのあり方

患者／親の主だった関心事を以下の方法で聞き出す
- 積極的に耳を傾ける
- 共感する
- 要点をまとめる
- 「はい」「いいえ」のみで答えさせるような質問をしない
- はっきりと説明する
- 理解を確認し、必要であれば説明を加える

障害を伝えるに際して、「あなたのお子さんはダウン症だと思います。」「あなたのお子さんには重い心臓の障害があります。」など、大胆かつ端的に話を切り出すという方法がある。

両親は直接的なアプローチ、つまり「遠回しに言わないこと」を望ましく思う[4,5]。そして、この時点で沈黙を守ること。両親がただちに感情に反応してくることもあれば、「ダウン症とは何ですか」と尋ねるだけのこともある。両親に面談をリードさせることによって、両親のペース、理解のレベルに従って話し合いを進められるようになる。

医学の専門用語をずらずらと並べたてるようなことは避ける。このような初期の段階においては、主要な点をまず伝えることである。例えば、ダウン症に関してなら、子供におそらく学習障害があり、また別の奇形が新たに見つかる

可能性があることを、両親に理解させなければならない。のちのち甲状腺機能のスクリーニングが必要になるというような、細かなことまで深入りすることはない。

また重要なことは、両親は常に、子供に関しての決定権は自分たちにあると捉えていることである。混み入った状況では、この「役割」について見間違ってしまうことがある[5]。あらゆる選択は、明確な医学上の理解にもとづいたうえで、両親によってなされなければならないのである。

直接的なアプローチはさらに、身体的な特徴を示して両親にみずから診断させてしまうようなことを阻止できる。

両親がこのような初期の面談で必要としていることについての詳細は、本書の他の論文で触れられている[9]。

唐突で、同情や配慮のない告知がなされると、両親は悲嘆にくれてしまう。騙された、欺かれたと感じていると、説明を理解するのも不可能になる[5]。

両親を納得させるような告知の特徴を 2-3 に挙げる[7]。両親がもっとも高く評価するものとして重要なのは、「医療者の態度」、「適切な情報」、「質問をする機会」である。

2-3　両親を満足させる告知のあり方

- 質問の機会を与える
- 告知者と再び会う機会を設ける
- 情報が理解しやすく、覚えやすく、適切な量である
- 告知者が、思いやりがあり、理解を示し、会話上手で、率直で、人あたりがよく、話しやすい人柄である

面談は一回だけでは不充分なので、初回の面談終了時に、以後の面談の予定を組まなくてはならない。初回以降の面談に際しては、質問事項のリストを持ってくるよう両親に勧める。それは、余談のあいだに大事な論点を忘れてしまうことが多いからである。

担当の看護婦あるいは助産婦もまたその場に立ち会うこと。二回目ないしそれ以降の面談の冒頭で、両親に対し、すでに理解していることがらを思い出すよう促すとよい。このことは、以前の面談が同僚の医師によって行なわれている場合、特に必要である。

> **2-4** 告知に際しての「規範的なあり方」[5]
>
> - 専門保健婦をともなったコンサルタントによる面談
> - できるだけ早く（母親の状態が悪い場合は除く）
> - 両親ともに
> - 個室で。邪魔が入らないこと
> - 状態が悪い場合以外は乳児も部屋に連れてくる
> - 質問のための充分な時間
> - 偏りのない視点。起こりうる問題を網羅したリストなどは用意しない
> - 両親からの要求に対応できる専門保健婦
> - 面談後も両親のプライバシーが保たれること
> - 24時間以内の次回の面談

Cunninghamらのグループは、生まれたばかりの我が子がダウン症であることを、両親に告知するにあたっての「規範的なあり方」をまとめている **2-4**。このあり方によって、告知に臨んだ両親に、より納得のいく対応ができる[5]。「出生時からの権利　The Right From The Start」戦略で活動を行なっているグループもまた、告知時の技術や態度に関して、概念的にも実践的にも参考になる手引書を出版している。

両親にとっては、我が子について明るいイメージを示されるほうが嬉しいものであるが[4,5]、そのためにも、面談の場に子供が居合わせたほうがよい。

話を切り出すときには、「いくつか悪い知らせがあります。」というような言葉を使わず、ポジティブな見通しを示すこと。どんな子供でも持っている可能性について、また子供のもつ可能性を最大限に保障するための医療サービスや、その他の機関による積極的な取り組みについて伝えることも、その子供の未来

の価値を強調し、両親に明るいイメージを与えるだろう。正確な情報であっても、過度に悲観的なかたちで伝えられると、両親の怒りを誘うこともある[4]。

親である自分たちには、初期の段階から子供のもつ可能性を最大限に引き出す養育ができるのだと思わせるような、早くからのサポートが非常に大切である[10]。

このような状況が両親の感情に及ぼす影響を理解すること、そして我々が最善を尽くしても良い結果が得られないこともあると理解することによって、医師はコミュニケーション能力を高めることができる。またこのような理解によって、医師は、感情的な苦しみに対する責任から免れることができる[4,11]。

両親の感情における反応の性質について **2-5** に簡潔にまとめてある[10]。**2-6** には、これらの感情における反応の現われ方が挙げられている。両親が他の医療者のより詳しい見解を求めようとすることは、医師側の失敗を示すものではない[10]。

2-5 新たに奇形をともなう子供の親となった者に典型的に見られる感情的反応

- 望みのないことを生理的に避ける
- 異常なことを生理的に嫌悪する
- 再び子供をつくることについて偏った考えをもつ
- 子供の養育に関して偏った考えをもつ
- 正常な子供をもつという期待を奪われて喪失感をもつ
- 奇形児をもったことに対して、怒り、悲しみ、そして適応する
- ショック、罪悪感、とまどい、そして救いがないという気持ちをもつ

ほとんどの両親が、なぜ自分たちの子供が問題を持ったのか、そして問題が出生後に発見された場合には、どうして現代の出生前診断の水準をもってしても障害が発見されなかったのかを知ろうとする。このような質問は、出生前診断にかかわった産科医、あるいは助産婦に対して発せられる。

一般に両親、とりわけ母親は、子供の奇形について自分を責めてしまうものである。どのような状況であろうと、この考え方は根拠がなく、間違っている。

> **2-6 両親における感情的反応の現われ方**
>
> - 抑うつ
>   自信喪失
>   子供の養育に一貫性を欠く
> - 不信
>   さまざまな医学的見解を求め続ける
>   良い情報を求める
> - 攻撃
>   批難
> - 拒否
>   冷たい、計算された行動をとる
>   義務的で大げさな養育をし、温かさに欠ける
> - 社会との付き合いを避ける

ほとんどの親がなんらかの時点でこのような感情を抱くので、このような思いが語られていない場合は率直に尋ねてみるとよい。それによって彼らの罪悪感を和げることができる。

――照会先を含めた他の情報源を提示する

　奇形の原因は何か？　将来の妊娠に際しても奇形は起こるのか？　多くの奇形の原因は、依然、判明していない。しかし、さまざまな奇形に関する発表は増加してきている。臨床および分子遺伝子学の発展はめざましいので、臨床遺伝子学者の見解を求め、両親が最新の情報を得られるようにするとよい。
　親たちが今後も子供を望んでおり、新たな奇形児のリスクが高い場合、彼らは特別な出生前診療としては何が可能か、とりわけ出生前診断についての情報を求めようとする。その場合、胎児医学の専門的な経験を積んだ産科相談員に問い合わせれば、この夫婦は将来の妊娠について安心して考えられるようになろう。

手術をともなう治療が検討される場合、インフォームド・コンセントを得るにあたって、問題の性質、その自然経過、および提案しようとする手術のリスクと利点について触れ、話し合う必要がある。

時間が許せば、きちんとコミュニケーションをとり、充分なインフォームド・コンセントを得るために、何度か面談をもったほうがよい。ときには、緊急の救命処置が必要とされ、一回の面談で済まさなければならないこともある。このような場合、文書による情報提供が非常に役立つ。一般的によくみられる病気については、上記の点を詳しく述べた両親向けの資料を用意しておくことができる。プリンターとパソコンの普及によって、このような資料を必要なときに効率よく準備できるようになった。また、とくにビデオは両親の理解を助ける。

その他の情報源

以上述べた他にも、価値ある情報源が多数ある。医学文献は両親に役立つ情報を与えるが、まず吟味することが必要となる。不適切な情報——とくに予後について記載されている古い文献——については、注意しなくてはならない[2]。それらの見解は応々にして、現代のスクリーニング法が確立する以前の、限られた症例にもとづいているからである。

最良の情報は、医学雑誌の、最新の研究水準についての著述中にあることが多い。両親とともに著述を検討し、彼らの質問に答えたり、医学用語を解説したりすることも必要だろう。両親は情報を得るということをありがたく思うものであり、またこのことは、自分が知りうる限りの情報をすべて分かち合おうとする、医師の積極的な気持ちを表していることになる。

資料のなかには、例えば「ダウン症における白血病の危険性」のように、非常に専門的な分野の文献が紹介されていることもある。医師はそのような情報の有無を知り、またそれに関する質問に対処する準備をしておく必要がある。

情報源のなかには、両親や介護者を特に想定したものもある。このような情報源は、子供および介護者の権利を守るために結成された組織や、慈善団体の手によるものが多い。例として、SOFT UK（Trisomy 13/18およびそれに関連する障害のための支援組織）などがある。

医師自身が奇形をともなう子供を持っていることはまれであり、ゆえに両親の抱く不安や疑問を余さず推し量るということは難しい。一方で、他の親たちは多くの体験や疑問を共通して持っていることが多く、また、これらの組織は、情報収集を行ないつつ、そのような貴重な経験を汲みとっているのである。これらの組織の地域支部は、両親のために、奇形の子供を持つ他の親たちと会う手はずを整え、また、実際的な援助の手をさしのべている。
　MENCAP（知的障害児者のための王立協会）は、そのような乳児養育施設の設置を行なっている英国の組織である。
　これらの組織のほとんどが、両親、医療従事者双方にとって有用なパンフレットを用意している。そのようなパンフレットをできるだけ多く入手しておくとよいだろう。
　これらの組織の多くは大規模で、国際的なものであり、特別な治療法の代表者でもある。また、多忙な医師よりも早く、新たな医学上の進歩について、知識を得てしまうこともある。そのような場合は過度な不安を抱きやすい。したがって医療者は、結論を出す前に、どのような情報を得たのかを聞き、その情報について検討するための時間を求めたほうがよい。
　もちろん、組織が作られていないような、まれにしか見られない奇形もある。そのような子供の両親は、より一般的な病状の子供の親たちから疎外されているように感じることもある。これはとくに、原因が特定されない場合に起こりうることである。
　そのような時は、奇形が何であっても、子供が必要とするものは一人一人に個性があり、そもそも「個別に対処していく」ことが大切なのだと励ましてほしい。[4]

――子供の将来のために

　親が、奇形の新生児を拒絶するケースはごく少ない。しかし、もしも拒絶したとしても、医師は批判をしない立場に徹するべきである。
　子供が母親から隔離されると、拒絶する例が出てくる。そこで不必要に両者を離すことは避けるべきである。子供を拒絶している両親は、その子のことを「すべて忘れてしまいたい」と言うことがある。このような言動は、のちのら

——時には何年か経って——現われてくる、重大な情緒的損傷に結びつく可能性がある。拒否される場合もあるが、非定期的にでもカウンセリングを行なうべきである。

　両親は、自分の子供がどんなサービスを受けられるのか、きちんと説明されるととても感謝する。一方、面談者が他の専門医療機関、ないし自治体のサービスについて知識が不足していると、不満を露わにする[4]。

　前もって情報を準備し、両親のどんな質問にも答えられる人物を紹介するとよい。病院の医療サービス、自治体の医療サービス、社会福祉サービス、ボランティア組織からの援助など、多くのものがあるなか、とくに子供に複数の奇形がある場合、両親は膨大な量の情報を頭に入れなければならないことになる。そのような場合、アドバイスや諸サービスの調整ができるような、中心的な人を教えることが重要な助けとなる。

　近親者に対しても、状況の説明が必要となる。両親が自分で説明することを望む場合もあるが、医師から説明するという申し出が受け入れられるのが普通である。近親者と両親が同席する面談によって、情報が一貫性をもち、疑問点にはきちんと答えが与えられ、誤解を避けることができ、そして医療上の秘密が保障されるのである。

——退院時の注意点

　退院時までには、両親はすべての質問事項を医師に尋ね、子供の病状や治療計画について明確に理解していなければならない。治療の中心になるチームのメンバーは、情報を把握し、退院計画のためのミーティングを開くことが望ましい。

　子供の多くは、他の病棟、あるいは病院に再入院することになる。両親に退院時の病状をまとめた文書を渡しておけば、再入院時、担当の医師は、複雑な情報を素早く理解し、適切に対応することができる。この意味で、子供の病状の基本的な特徴に関する記録を両親に持たせることは重要である。

───医師の「トレーニング」のために

　トレーニングの基本は「経験を積むこと」である。初めは、先輩医師が告知を行なう様子を観察した後で要点を話し合うということをしていくとよい。経験の浅いメンバーの同席を望んでいる同僚は、私の周りにも多い。それは、両親に伝えられた情報が治療チームの他のメンバーにも伝えられることを保証することになり、また、より分かりやすく、より効果的な告知をするためのフィードバックを得ることができるからである。

　King Fund Centre Informal Caring Support Unit の監修のもとに「分かちあい("Shared concern")」というビデオが、製作されている[12]が、この分野について知るには、優れた作品である[13]。要点をまとめた冊子が付いており、文献リストやボランティア組織のリストも入っている。このビデオを小人数で見たのちに、ディスカッションを行なうと、非常に学ぶところが多いだろう。

　この分野におけるコミュニケーション・スキルを高めようとするならば、両親役を演じるプロの俳優を交えた「ロールプレイ」もよい。

　面談を録画すると、分析を詳細に行なうことができる。実際の、あるいはロールプレイによる面談を録画して、スキルの評価に用いるとよい。

　さまざまなケースに応じたものを選ばなくてはならないが、面談の内容を分析するための信頼のおける評価方法が作成されている[14]。

　また、特殊なニーズをもつ子供のための養育施設を訪問し、親たちから、告知の体験を話してもらうのもよい。このように直接学ぶことを推奨しているのは私だけではない[6]。

　◆4. 障害児・者を支える団体として下記などがある。
　　　（福）全日本精神薄弱者育成会
　　　　〒105　東京都港区西新橋2-16-1　全国たばこセンタービル　TEL.03-3431-0668
　　　全国二分脊椎症児者を守る会
　　　　〒244　神奈川県横浜市戸塚区上柏尾町135-1-607　TEL.045-824-3750
　　　先天性四肢障害児父母の会
　　　　〒101　東京都千代田区神田司町2-15　カンノビル　TEL.03-3295-3755
　　　（財）子どもたちの未来をひらく父母の会
　　　　〒162　東京都新宿区西早稲田2-2-8　全国心身障害児福祉財団内

TEL.03-3203-1211
(社)全国肢体不自由児・者父母の会連合会
〒171　東京都豊島区西池袋4-3-12　TEL.03-3971-0666
日本ダウン症協会（JDS）
〒169　東京都新宿区北新宿1-10-7-203　TEL.03-3369-3462

---

1. Wolraich ML, Siperstein GN, Reed D. Doctors' decisions and prognostications for infants with Down's syndrome. *Dev Med Child Neurol* 1991; **33**: 336-42.
2. Cooley WC, Graham ES, Moeschler JB, Graham JM. Reactions of mothers and medical professionals to a film about Down's syndrome. *Am J Dis Child* 1990;**144**: 1112-6.
3. National Association for Mental Health Working Party. The birth of an abnormal child: telling the parents. *Lancet* 1971 ;2:1075-7.
4. Krahn GL, Hallum A, Kime C. Are there good ways to give 'bad news'? *Pediatrics* 1993;**91**:578-82.
5. Cunningham CC, Morgan PA, McGucken RB. Down's syndrome is dissatisfaction with disclosure of diagnosis inevitable? *Dev Med Child Neurol* 1984;**26**:33-9.
6. Nursey AD, Rohde JR, Farmer RD. Ways of telling new parents about their child and his or her mental handicap: a comparison of doctors' and parents' views. *J Ment Defic Res* 1991;**35**:48-57.
7. Sloper P, Turner S. Determinants of parental satisfaction with disclosure of disability. *Dev Med Child Neurol* 1993;**35**:816-25.
8. Simpson M, Buckman R, Stewart M, *et al*. Doctor-patient communication: the Toronto consensus statement. *BMJ* 1991 ;**303**: 1385-7.
9. Ryan S. Talking to the parents of a baby who is likely to develop permanent neurological impairment following a brain insult in the perinatal period. *Postgrad Med J* 1995;**71**:336-40.
10. MacKeith R. The feelings and behaviour of parents of handicapped children. *Dev Med Child Neurol* 1973;**15**:524-7.
11. Myers BA. The informing interview: enabling parents to 'hear' and cope with bad news. *Am J Dis Child* 1983;**137**:572-7.
12. Society of Parents Helping in Education. Shared concern: breaking the news to parents that their newborn child has a disability. Informal Caring Support Unit, Kings Fund Centre, 126 Albert Street, London NW17NF.
13. MacManus IC, Vincent CA, Thom S, Kidd J. Teaching communication skills to clinical students. *BMJ* 1993;**306**:1322-7.
14. Cox J, Mulholland H. An instrument for assessment of videotapes of general practitioners' performance. *BMJ* 1993;**306**:1043-6.

第3章
「乳幼児突然死」に遭遇した家族へのサポート

Barbara M Phillips
Consultant in Paediatric Emergency Medicine, Alder Hey Children's Hospital, Liverpool

　救急病棟で突然死した子供があった場合、その家族に対して、思いやりに満ちた適切なサポートが求められる。それが、中期的にも長期的にも、家族が悲嘆を克服する過程を支えるものとなる。医師としてサポートを行なうためには、乳幼児突然死症候群の疫学を理解し、その原因についての最新の学説を頭に入れておく必要がある。

　突然死についてはメディアで広くとりあげられており、多くの両親は、それを引き起こす危険因子、および最新の学説について充分に知識を持っている。医師は最低でも両親と同じ程度の知識を持っていなければならない。さもないと、医師に対する家族の信頼が損なわれることになる。また、医師が「悲嘆の過程」を理解し、救急病棟では、嘆きを妨げるのではなく、それを助ける必要があるという認識を持っておくことも重要である。

───**突然死（cot death）の疫学**

　疫学的研究の論文では多くの場合、「突然死」という語を、「突然の、予期しない乳幼児の死亡」という意味で用いている。一方、「乳幼児突然死症候群」という語は、これの下位範疇であり、詳細な剖検によっても異常の存在を明らかにできなかったものを指している。しかし、両者を同じ意味で用いている者もいる。

　本稿では剖検に先立って行なわれる対応を扱うので「突然死」という語を用いることとする。[5]

ここ数年、イギリスおよびオランダ、オーストラリア、ニュージーランドでは、突然死の発生が驚くほど減少している。

1988年から1994年までのイングランドおよびウェールズにおける突然死の発生数を 3-1 に示す（Population Censuses and Surveysより）。両地域での発生数の減少は、全国的なキャンペーンによって、適切な忠告が両親に与えられてきた結果と思われる 3-2 。[※6]

3-1 イングランド、ウェールズにおける突然死の発生数

年	発生数
1988	1597
1989	1337
1990	1202
1991	1008
1992	531
1993	458
1994	454

3-2 両親への忠告

- 寝かせるときは赤ちゃんをうつぶせにしない
- 赤ちゃんが暑くなりすぎないようにする
- 赤ちゃんのいる部屋でタバコを吸わない
- 赤ちゃんに病気の徴候を見つけたら、すぐに受診する
- できるかぎり母乳を与える

イギリスの「仰向け寝キャンペーン」が始まったのは1991年以降だが、3-1 にみるように、それに先立って突然死の発生数は減少している。これは「うつぶせ寝」の危険性に関する情報が1988年末から、いくつかの雑誌に取り上げられたことによるだろう[1]。さらに「仰向け寝キャンペーン」が突然死発生数のさらなる減少と相関していることは疑いない。これは偶然の一致で

あるのか、あるいはキャンペーンが両親の行動を変えたためなのか、興味深くはあるが決めるのは難しい問題である。両親たちは、仰向けに子供を寝かせるようになってきているが、「喫煙」の割合にはほとんど効果がないとする研究がいくつかある。しかし私の経験では、家族たちは乳児の受動喫煙の危険性を理解しており、「赤ちゃんと同じ部屋ではタバコを吸わないようにしている」と言う。

「仰向け寝キャンペーン」による突然死の減少にともなって、「冬期」に見られる発生のピークと「二カ月から四カ月」に見られる月齢のピークも鈍化しているのであるが、これらの変化の原因は、いまだ判明していない。

一方、突然死と「貧困」および「家庭内での喫煙」とに関連があることを示す、論拠として無視できない結果が出ている[3,4]。突然死の要因として知られているものを 3-3 に挙げるが、多くの両親はこれらの知識を持っている。「これは突然死ではありえない。私はタバコを吸わないし、赤ちゃんは仰向けだったのだから」という言葉が聞かれることもある。[7]

3-3 突然死の危険因子

- 母親が若い
- 子供を多く産んでいる
- 冬期
- 二カ月齢から四カ月齢
- 出生時の低体重
- 双子、またはそれ以上
- 低所得者層
- 喫煙
- うつぶせ寝

——突然死の原因に関する最新の学説

疫学的研究からは、うつぶせ寝、未熟児、母親の喫煙などといった危険因子

間の関連性は示唆されても、突然死のメカニズムの理解が得られるわけではない。両親は必死になって、なぜ、そしてどのように自分の子供が死んだのかを知りたがる。そして、いくつか突然死のメカニズムに関するネガティブ・スタディーがあるものの、結局この疑問に答えることは不可能である。

うつぶせ寝と突然死との関連性のメカニズムとして、乳幼児が、このような姿勢において呼吸を妨げられ、低酸素症、ないし過炭酸ガス血症を被ったという説がある。しかし、Johnson[5]は、この可能性についての多くの研究を概説したうえで、うつぶせ寝による低酸素症と過炭酸ガス血症が、乳幼児を死に至らせるほど重大なものだとする根拠はないと結論している。

死因が明らかな乳幼児群の剖検結果に比べ、突然死した乳幼児群の諸器官および生理的システムの異常を記述した文献は数多い。これらの文献のなかには、突然死した乳幼児には、肺組織内の免疫細胞数の増加をともなう異常な免疫反応があるとする研究[6]、アナフィラキシーを引きおこす肥満細胞の活性化の証拠[7]、肺洗浄液における免疫グロブリンレベルの増加の証拠[8]報告などがある。また、乳幼児の横隔膜に早期疲労をきたすような横隔膜筋の異常[9]、さらに、腎臓におけるネフロンの発育不全の報告[10]などもある。

これらの異常は相関性がないように見えるが、すべて「突然死で亡くなった乳幼児は、見た目ほど健常ではなかった可能性がある」ということを示唆している。そこで、経験を積んだ小児病理学者による徹底的な剖検が重要である。

悲嘆の過程

「未解決の悲しみ」が、ある種の精神的な病——とりわけ心身症の発生に大きく関与することは、よく知られている[11]。死の唐突さ、死に関して説明がないこと、赤ちゃんの死など誰も予測しない事態であるなど、突然死は非常に大きなリスクを家族にもたらす。

突然死した子供と家族に対する、救急病棟の最初の受け入れ方や対応によって、家族が悲嘆を克服する過程は大きく左右される。そこで、当面の危機のうちにある家族とかかわる医師は、悲嘆の過程を理解し、家族の苦しみと密接にかかわる上述のリスクを、和らげるよう努めなくてはならない。

「悲しみ」「嘆き」について研究する学者の多くが、遺族は三つないし四つの

段階を通過するものと考えている。各段階は個人によって過酷さも、持続する期間も異なっている。

「精神病を患っている人は、悲しみと嘆きの諸段階を辿ることができない」と言われている。1960年代に活動したEngel[12]は、三つの段階——「否認と不信」、「気づきの深まり」、そして「解決」について述べている。

悲嘆の過程についての長期にわたる研究を『死ぬ瞬間』[*8]に著したKubler-Rossもまた、「否認」の諸段階について述べており、「抑うつをともなう怒り」から「受容」に至るとしている。

BowlbyとParkes（前者は親と子の愛着に関する理論で有名であり、大きな影響を及ぼした。）は「茫然自失」という最初の段階と、それに続く失われた者への「恋慕」と、遺族の中での「無秩序」、そして最後の「再秩序化」という諸段階について述べている。

Courielが『乳幼児突然死における小児科的サポート』[13]において述べているように、Wordenは遺族が、死の受容という状態に辿りつくまでに遂げなければならない四つの課題を示している 3-4 。

嘆きの第一段階とWordenの「課題」の初めの二つは、救急病棟スタッフの対応によって促されることもあれば、妨げられてしまうこともある。家族は、亡くした子供を、眼で見、手で触れ、抱きしめ、また希望すれば入浴させたり、服を着せたりできるような時間、空間、支援を得ることで、自らに降りかかった「喪失」という現実を受け入れていく。さらに、救急病棟のスタッフは、悲しみによる苦痛の表出を受け入れ、思いやりに満ちたケアによって支えていかねばならない。

3-4 Wordenによる、悲嘆を乗り越えるための課題

- 喪失という現実を受け入れること
- 悲しみによる苦痛を経験すること
- 亡くなった者のいない生活に適応すること
- 亡くなった者からの「撤退」、新しい関係の構築

──ケアの実際

　通常、救急病棟は、突然死の乳幼児が到着する知らせを、救急車から受ける。乳児は、少なくとも基本的な救命措置、場合によってはより進んだ救命措置をコメディカル・チームからすでに受けている。この段階では、死亡したのか、そして突然死の可能性があるのかといった診断は、見当はつくものの、明らかになっていない。そこで、病棟の緊急措置室で蘇生を続けることが適切である。
　触れてみたときの冷たさ、硬直、死後の紫藍色によって、乳児が死亡している、死亡してからしばらく経っているということが明らかな場合も多い。このような場合は、蘇生の努力を続けることは適切でない。しかし、状況がそれほど明らかでない場合は、通常の方法で蘇生を続けるべきである。

……乳児の剖検／検査

　蘇生の試みを中止した後は、視診によって乳児を徹底的に検死する。子供の栄養状態や打撲症などのあらゆる外傷について、メモをとっておく。注射痕など、蘇生の試みによって生じた外傷と、蘇生を試みる以前からあった外傷との区別を、詳しく記録に残さなければならない。病理学者にとって有益となる検査は、鼻咽頭、鼻孔、便、尿、ないし血液の培養などである。恥骨上穿刺によって採取した尿は、冷凍して代謝スクリーニングに用いられる。また、小さな皮膚の検体を採取して培地に置くと、皮膚細胞は生きた状態のまま残り、先天性代謝異常の確認のために用いることができる。
　これらの検査は非常に有益で、剖検が遅れた場合には失われてしまうような情報を与えてくれることもある。しかし、検死官によっては、そのような検査は病理学者にまかせるべきであるとの見解をとることもある。医師は、検死官側の事前の同意なしには、いかなる剖検も行なわないようにするのが望ましい。

──両親のための設備

　救急病棟には必ず、悲しみにくれる遺族が、心地よく気を遣わずに使えるような部屋がなければならない。この部屋は病棟の「中心部」近くに用意し、公衆電話を備えておく。

家族が救急病棟にいるあいだは、経験を積んだ看護婦がパイプ役となるよう、その家族の担当として付くのが理想である。ときには、病棟内で他の重篤な患者が発生して、勤務体勢が変更されることで、このことが非常に難しくなることもある。しかし、のちに両親たちに聞くと、事態がどのように進んでいるのか説明してくれ、赤ちゃんとのお別れをする時に付き添い、あるいはただ、そばにいて耳を傾けてくれる人がいたということに対して、感謝の気持ちを表すことが多い。

────知らせを打ち明ける

　子供が死んだということを病院に着く前に両親が知ることも多い。しかし、正式の宣告がなされるまでは、望みを持ち続けるものである。宣告されてもなお、すぐには死という現実を受け入れることはできないだろう。この間、救急病棟のスタッフの言葉、行動、態度がその大きな助けとなるのである。
　家族に知らせを打ち明ける医師は、レジスター（登録医）ないし顧問などのように、経験者であるべきである。重要なのは、医師が両親と話している途中に、他の緊急の要請によって、それが中断されることがないようにすることである。
　両親の部屋に医師が姿を見せるということは、彼らにとっては情報が手に届きつつあるということのサインである。そこで、医師が両親との間にケアの専門的な信頼関係を築くための時間は数秒しかないことになる。両親の名前と子供の名前を覚えているか確認すること。私の経験では、手短かで、権威的でない身体的な接触が良いようである。私は自己紹介の際、両親それぞれの手を握りしめ、それから席に着くようにしている。
　柔らかく、誠実な物腰で、会話を切り出す。私が普段用いるのは、「残念ですがお話ししなければなりません。手の限りを尽くしましたが、あなたのお子さんのジェイソンちゃんは亡くなりました。」というような言葉である。思いやりに満ちた声、そして温和な態度で伝えるならば、この言葉は、「ルイーズちゃんはいってしまいました。」「彼女は別のところへ旅立ちました。」などといった言葉がもたらしてしまうような、未練と混乱の混じった、誤った望みを両親に残すことはない。

両親はしばしば互いに顔を見合わせ、涙を流す。そして、「私にはそんなことは信じられない。彼女は六時ちょうどに哺乳びんを手にしたんです。」「なぜ、きのうの検診の時、お医者さんがなにかに気づいてくれなかったんでしょう。」というような否認、混乱、あるいは怒りの感情を表し始める。

　この時点で、両親が子供の異常に気づくまでの経過について話してくれることが多い。そこでこの時点は、病理学的診断にとって不可欠な、詳細な病歴を得るためにも、そして両親が行なったこと、あるいは行なわなかったことの何ものも、子供の死の直接的原因ではないときっぱり言い切ることで、罪悪感に両親が負けないための援助を始めるためにも、貴重な機会なのである。

　経過が話され、ここ二、三日、子供が元気であった、あるいはほんの少しだけ体調が悪かったといった場合、あなたの見解として、赤ちゃんは乳幼児突然死症候群の犠牲になったようだと、両親に伝えることが望ましい。こうすることで、死の原因を可能なかぎり究明することが皆の関心事であり、剖検は正当な要求であるということを示す機会が得られるのである。

　私の知るかぎり、剖検されそうだということで取り乱した両親はいない。親たちは、なぜ赤ちゃんが死んでしまったのか知りたいと強く望む。また、どのように死んでいったかを知りたいという希望もある。

　両親は、子供の調子が悪くなったこと、自分がそれに気づかなかったこと、あるいは、油断をしなければ我が子を救えたかもしれないことを思い、悲嘆にくれる。そこで、突然死ではその子に「痛み」であるとか、「異常な動き」であるとか、あるいは「苦しみ」などの目にみえるものは何もなかったろうと話すことがふさわしい。

　このような面談はふつう20分から25分かかる。これくらい経てば、両親はいくつかの疑問に対する答えを得ているはずであり、また現時点ではどうしても答えられない疑問もあるということは理解している。この段階で、両親を子供と一緒に過ごすようにさせる。

──亡くなった子供と過ごす時間をもうける

　すでに述べたように、「赤ちゃんの死」という現実を家族が把握することの重要さは、強調してもしすぎることはない。死はあまりに突然で予期せぬもの

であるため、その辛い現実は、なかなか納得できないものである。それゆえ、死んだ子供と過ごす時間、とりわけ、その子を抱き、触れながら過ごす時間は、両親が涙にくれて赤ちゃんをなかなか手放せない様子は傍目には痛ましいが、嘆きが癒されていくにあたって必要な契機である。両親と近親者には、望むだけ赤ちゃんの遺体とともにゆっくりと時間を過ごすよう勧める。はじめは担当の看護婦が付き添っているとよい。死後の変化や蘇生にともなう外傷について、説明を要するかもしれないからである。

　両親が赤ちゃんとともに過ごすための予備の部屋が救急病棟内にあるとよい。我々の病棟では、両親の控室と蘇生室との間にそのような部屋を置いている。これが利用されることは稀ではあるが、大きな役割を果たす部屋である。

　子供の遺体を両親の前に連れてくるときこそ、スタッフの思いやりの気持ちが表われる。小さなサークルベッドか揺りかごに寝かせ、赤ちゃんが普段使っていた布団を掛けてやると、病院めいた感じが少しは和らげられる。子供には、もともと身につけていた服を着せること。（実際そのような服が司法解剖に必要なこともある。）子供の身体を洗ったり、着がえをさせるかどうか、両親に尋ねることもある。「我が子にしてやるべきことは、きちんとやった」と感じることが、悲嘆の過程を大いに助けるからである。両親はこのようなスタッフの配慮を、のちのち思い起こして感謝することが多い。もちろん、この場面は両親のペースに合わせなければならず、家族がせきたてられるようなことがあってはならない。

　とくに若い両親に多いが、親が赤ちゃんを見るのを嫌がることもある。彼らは赤ちゃんの見かけに対して神秘的な恐れを抱いている。あるいは感情を露わにすることを恐れている可能性もある。このような恐れをあらかじめ理解し、「彼女はあなたの赤ちゃんそのものですよ」と、両親が赤ちゃんを見るように励ましていかなくてはならない。

　思いやりに満ちたサポートは両親に涙を催させるが、その涙をすぐ思いやりをもって受けとめると、彼らはもっと悲しみを吐き出せるようになるのである。

　他の近親者に対しても、同じように配慮しなくてはならない。とりわけ祖父母は突然死によって、途方もない悲しみを感じていることがある。彼らは「孫の死」、そして「自分の子供の悲しみ」という、二重の苦しみのうちにあるのである。さらに、老いた自分たちのほうが生き続けているという現実は、二十

世紀という時代に幼くして死ぬという不条理を、際立たせるものなのである。

赤ちゃんの兄や姉、とくに八歳ないし九歳以上の者は、死んだ赤ちゃんを実際に見るという経験から、大人と同じように糧を得ることもある。とはいえ、これは微妙なことがらであり、両親の完全な同意なしに行なうべきではない。

年少の子供は、「別れ」という単純なとらえ方から始めて、徐々に死というものを理解してゆく。遺体を見ることは、年少の子供にとってはおそらく良い影響を与えないだろう。実際、年少の子供は、喪失をたやすく受け入れているようにみえる一方で、親に甘えたり、あからさまな愛撫を求めたりする。これは、ひとつには彼らが両親の悲しみや引きこもりを感じとっているということ、そしてまた、この年ごろの子供は死を「魔術的」に理解しており、自分が心に抱いた何らかの邪まな望みや考えのせいで、赤ちゃんが害を被ってしまったと考えることがあるためである。

ほぼ例外なく、両親や他の近親者は、遺体が病院から移されるまでは、次の日にも乳児に再び会いに来ることを望む。面会がどこで行なわれようとも、乳児のためのサークルベッド、家族のための心地よい椅子を用意し、雰囲気ができるだけ家庭的で子供中心のものであるようにすることが重要である。

……カウンセラー／宗教的サポート

多くの病院には、さし迫って必要なサービス、そして遺族に対する事後のサポートを行なうソーシャルワーカーないし遺族カウンセラーがいる。

カウンセラーとは、この急を要する段階から接触してもらうのが好ましい。それは、この時点で実際的なサポートやアドバイスをした者のほうが、後の段階でカウンセリングを申し出たときに、受け入れられやすいからである。

同様に、親族者の意向を確認したうえで、宗教による適切なサポートも申し出るべきである。

……かたみの品

両親がその後のカウンセリングで、赤ちゃんの最近の写真がないのが寂しいと漏らすことがある。そのため多くの病院では、死んだ子供の写真を数枚撮り、希望がある場合には両親に渡せるようにしている。同様に手型、足型、あるいは髪の毛の小さな束が大切に思われることが多い。とはいえ、かたみの品はそ

の場その場に応じて用意されるべきものではなく、病院としての統一したやり方を、関係者、また「遺族サポート組織」に属する医療者ではないメンバーも交じえて、話し合うべきである。

……帰宅に際して

遅かれ早かれ家族は帰宅することを望む。重要なのは、できるだけ早くかかりつけ医に連絡し、彼が遺族を訪問できるようにすることである。母親が母乳で授乳していた場合は、かかりつけ医にブロモクリプチンなどの乳汁分泌抑制剤の処方を依頼する。

家族にはまた、「検死官に連絡が行くと、警察が乳児の死亡現場に来ることもあるが、これは何らかの疑いを意味するものでは断じてない」ということを知らせておくべきである。

できれば、悲しみにくれていない者が、帰路の運転をするよう気づかうこと。なぜなら、このようなことが交通事故の危険因子となっているためである。

……連絡の必要な先を確認する

子供の死を知らせなければならない先が沢山ある。乳幼児の記録に添付することのできるチェックリストがあると、スタッフが連絡を忘れることはないであろう 3-5 。

……宗教的慣例に配慮する

キリスト教各派はそれぞれに、死に関する見方をもっているが、一般的には遺体の取り扱いに特別なことを要求することはない。

ユダヤ教の遺族は、死後二十四時間以内に埋葬が行なわれるよう望むのが普通である。このため、剖検が遅れた場合、問題が起きうることもあるが、病理学者はこのような要求に敏感であることが多く、可能なかぎり、うまくはからってくれるものである。

イスラム教の遺族は、剖検の後、葬儀のために遺体を整えることを望む場合もあるが、これは斎場において行なわれることである。

いずれの場合にも、宗教的に不可欠なことがとくにあるかどうかを忘れずに尋ねておき、問題がある場合には地域の宗教指導者と相談すること。

> **3-5** 突然死にあたってのチェックリスト

- 子供の名前、生年月日、死亡年月日時間
- 両親に告知したレジスターないし顧問の名前
- 手短かな臨床病歴をとったか
- 剖検／検査が行なわれたか
- 赤ちゃんと一緒にいてもかまわないと両親に伝えたか
- 検死官に連絡したか
- ソーシャルワーカー／カウンセラーに連絡したか
- かかりつけ医に連絡したか
- 保健婦に連絡したか
- 宗教関係者と連絡をとったか
- 届け出／葬儀についての助言が与えられたか
- 乳幼児の死亡に関する財団（Foundation for the Study of Infant Deaths）のパンフレットが地域の後援者の電話番号とともに渡されたか
- 顧問がひきつづき対処する手はずを整えたか
- ソーシャルワーカー／カウンセラーがひきつづき対処する手はずを整えたか
- 地域の医師に連絡したか
- 予防接種登録所に連絡したか

……**長期におよぶフォローアップの方法**

先に述べたように、突然死のもつ性質上、中期におよぶ大きな悲しみ、そしてときには長期におよぶ精神的な問題が予想される。そこで、カウンセリングをひきつづいて行なっていくことが重要なのであるが、これについては本章の目的とするところではない。有益な概説書が入手可能である[15, 49]。

……**スタッフに対するサポート**

救急外来棟のスタッフは、突然の死に慣れていないわけではないものの、乳幼児の死はつねに悲しみをもたらすものである。とくに、自分にも年少の子供ないし孫がいるスタッフにとっては、辛いことである。うちとけた会話のなかで、感情を表出したり、よりよい実践について吟味したり、次の機会に備えて

新たな気持になれるよう、支え合ってほしい。

◆5. わが国における乳幼児突然死症候群（SIDS）の定義は、「それまでの健康状態および既往歴からその死亡が予測できず、しかも死亡状況および剖検によってその原因が不詳である、乳幼児に突然の死をもたらした症候群」とされている。（平成6年度厚生省心身障害研究「小児の心身障害予防、治療システムに関する研究」による）

◆6. わが国におけるSIDSの疫学（平成10年6月）――平成7年における死亡数は579人（男児341人、女児238人）、平成8年における死亡数は526人（男児317人、女児209人）であった。出生1,000対0.44人の死亡率（平成8年）となる。SIDSによる死亡の約9割は乳児期に起きており、乳児死亡の第3位となっている。ちなみに平成8年における全乳児死亡数は4,546人で、1位「先天性奇形、変形および染色体異常」1,615人（35.5％）、2位「周産期に特異的な呼吸障害および心血管障害」757人（16.7％）、3位「乳幼児突然死症候群（SIDS）477人（10.5％）、4位「不慮の事故」269人（5.9％）である。

◆7. 平成9年度厚生省心身障害研究（乳幼児死亡の防止に関する研究）報告によると、「うつぶせ寝」は「仰向け寝」の約3.0倍、「人工栄養」は「母乳栄養」の約4.8倍、「父母ともに習慣的喫煙あり」は「父母ともに習慣的喫煙なし」の約4.7倍程度と、それぞれSIDS発症のリスクが高まることが示唆されている。

◆8. 『死ぬ瞬間』キューブラー＝ロス，E. 著　川口正吉訳　読売新聞社　1975年

◆9. SIDSで赤ちゃんを亡くした両親をサポートする組織として「SIDS家族の会」がある。
　　総合窓口：母子衛生研究会内電話　TEL.03-3499-3111
　　また、各自治体がサポートを用意している。（ex. 東京都衛生局母子保健サービスセンター　TEL.03-3947-4903）

1　Morley CJ. The continuing enigma of cot death. In: David TJ, ed. *Recent advances in paediatrics*, Vol 14. Edinburgh: Churchill Livingstone, 1995; pp 1-14.

2　Hiley CMH, Morley CJ. Evaluation of the government's campaign to reduce the risk of cot death. *BMJ* 1994;**309**:703-4.

3　Fleming PJ, Bacon C, Blair P, *et al*. The Confidential Enquiry into Stillbirths and Deaths in Infancy (CESDI) case control study of sudden unexpected death in infancy; I. The epidemiology of SIDS after a national risks reduction campaign. *Proc Brit Paediatr Assoc Ann Meet* 1996; Vol 68: p 86 (abstract).

4　Blair P, Fleming PJ, Bensley D, *et al*. The Confidential Enquiry into Stillbirths and Deaths in Infancy (CESDI) case control study of sudden unexpected death in infan-

cy; III. The effects of parental smoking. *Proc Brit Paediatr Assoc Ann Meet* 1996;Vol 68: p 86 (abstract).
5   Johnson P. Infant care practices and the investigation of physiological mechanisms. *Early Hum Dev* 1994;38:165-79.
6   Howat WJ, Moore IE, Judd M, Roche W. Pulmonary immunopathology of sudden infant death syndrome. *Lancet* 1994;343:1390-2.
7   Platt MS, Yunginger JW, Sekula-Periman ST, *et al*. Involvement of mast cells in sudden infant death syndrome. J Allergy Clin Immunol 1994;94: 250-6.
8   Forsyth KD, Weeks SC, Koh L, Skinner J, Bradley J. Lung immunoglobulins in the sudden infant death syndrome. *BMJ* 1989;298:23-6.
9   Lamont P, Chow C, Hilton J, Pamphlett R. Differences in diaphragm fibre types in SIDS infants. *J Neuropathol Exp Neurol* 1995;54:32-7.
10 Siebert JR, Hass JE. Organ weights in sudden infant death syndrome. *Paediatr Pathol* 1994;14:973-85.
11 Worden JW. *Grief counselling and grief therapy*. New York: Springer, 1982.
12 Engel G. *Pyschological development in health and disease*. Philadelphia: WB Saunders, 1962.
13 Couriel J. Paediatric support after sudden infant death. In: David T, ed. *Recent advances in paediatrics*, Vol 9. Edinburgh: Churchill Livingstone, 1991.

第4章
虐待が疑われる子供の両親への対応

Marion Miles
Consultant Paediatrician, The Medical Centre, London W9

　「幼児虐待」という言葉は、子供の親、養育者、あるいは職業としてかかわる者等、あらゆる立場の者にとって、悲しみ、否認、恐れ、否定、怒り、嫌悪、罰したいという望み等、挙げればきりがないほどの反応を喚起する。これらの反応の多くは両親にも、関係する専門家にも共通しており、虐待の疑いについての話し合いに大きく影響するものである。

虐待の分類

　まず初めに、虐待のさまざまなタイプについて検討する必要がある。なぜなら、虐待の種類に応じて、コミュニケーションの方法を変えなければならないからである。Department of Health in Working Together under the Children Act 1989の定義によると、虐待は、「無視」「身体的損傷ないし意図的損傷」「性的虐待」「情緒的虐待」に分類できる[1]。
　すべての虐待は情緒に好ましくない影響を及ぼす。また、例えば、子供が見捨てられている場合、「無視」が深刻であったとしても、ある程度の時間が経った後にしか、それが明らかにならないことも多い。
　一般に、虐待の疑いについての話し合いに医師が参加するのは、身体的虐待、ないし性的虐待が関わっている場合である。

──── なぜ医師は虐待の可能性について論じたがらないのか？

「虐待」の確認をするためには、まず、「それが起こっている」と認めることが必要である。しかし、虐待とは嫌なもの、ショッキングなものである。そのため医師は、繰り返される打撲症、発育不全、摂食障害、学業の中断、その他さほど深刻でない場面などの原因として「虐待」の可能性を無意識に避けてしまうのである。

プライマリ・ケア医や対象範囲を絞った専門医が、虐待に遭った子供を目にすることは稀であるため、小児科医の目には明らかにそれと映るような症例でも、他の医師には見逃されてしまう。児童虐待を診たことがなく、きちんと理解していないならば、話し合いに参加する意味は、ほとんどないだろう。

……両親から子供を離すことに対する恐れ

医師が虐待について論じたがらない最も大きな原因は、虐待の可能性を確認し、行政による調査のプロセスに乗せると、子供を両親の保護のもとから引き離す結果になるかもしれないという懸念である。

子供を引き離すための激しいやりとりの例が、メディアによって喧伝されてきた。子供と離される苦痛は、両親の最も恐れるものであろう。しかし実際には、イングランドにおいて調査が始まった時点で、子供を失う親はごく少数にすぎない。1992年の調査結果では、1100万という子供人口に対して1500という数字が示されている。審査や協議が進んだ後でも、さらに3000名の子供が両親の望みに反して保護されるにとどまっている。またさらに3000名が、強制的ではないかたちで収容されている。これらの数字について詳しく知ることで、個々の家族が抱きうる悲しみを軽くすることはないにせよ、両親やこのような仕事に従事する者はある程度安心できるだろう。

……訴訟

医師は訴訟を非常に警戒するようになってきている。もし、誤って性的虐待の可能性があると診断をした場合、善かれと思って口にしたことであっても、親はそうとは受け取らないことがある。医師が襲われる事件が増加しており、腹を立てた親に待ち伏せされるというような恐しいことも、表沙汰にはならな

いが、珍しくはないのである。

……秘守

　秘守にまつわる問題は複雑である。そのために医師の多くは、子供を保護する仕事に加わりたがらず、行政側の人間に情報を単に伝えるにとどまっているのである。The Children Act 1989は、児童福祉を考えることこそが最も重要だという原則を打ち出している[2]。一方、すべての医師には秘守についての法的、倫理的義務があり、情報開示が子供の利益にかなうことを正当化できないうちは、同意を得ずに情報を明らかにすべきではない。

……利害の対立

　虐待された子供や家族の他のメンバーと同時に、虐待の被疑者ともかかわっている家庭医には、そこに利害の対立をみることもある。
　このような無理からぬ懸念があったとしても、子供にとっての利益に最もかなうようにすることが望まれる。

——誰が誰とコミュニケーションを行なうのか

　子供の虐待あるいは無視が疑われる場合、医師はそれに関する情報を、子供の保護を担当する法的な機関（ソーシャルサービス、NSPCC警察のこと）へ伝えるよう求められる。専門家が介入するための決定的な糸口をつかんだ場合は、法的機関へ委ねなくてはならない。一方で、状況がはっきりしていない場合は、同僚の医師ないし経験あるソーシャルワーカーの助言を仰ぐこともあるだろう。[10]
　最近出された通達「児童保護：NHSおよび他の諸機関との調整の詳細」にもとづき、自治体と信託団体は、助言とサポートを与えることのできる専門家の氏名を公表することが求められている。一方、名前の挙げられたこれら専門家は、地域児童保護委員会（ACPC）のメンバーであり、保健当局関連の責任を担うべく任命された医師に連絡をとることになる。相談や助言を仰ぐに際しての詳しい手引きは、地元のACPCの案内にきちんと掲載されている。
　注意を要する情報を伝えるにあたって医師は、それが伝えられた場合、あるいは伝えられなかった場合に予想される結果について、よく考えなくてはなら

ない。医師は、とくに子供ないし若年者が虐待を告白した場合には、プライバシーの保障に束縛されてはならない。連絡をとる時間帯についても考慮が必要である。経験豊富な同僚が身近にいる日中に情報を伝えることが望ましい。とはいえ、場合によっては、さらなる傷害から確実に保護するため、緊急に情報を伝えなければならない場合もある。

次に、一体誰が情報を知らされるべきなのか、そしてどんな情報が伝えられるべきなのかを考慮することが重要である。例えば、保健婦や学校看護婦からの情報が、診察の後では違った意味あいを帯びることもある。同様に、行政ないし警察との接触の後に、過去における暴行や性的いたずらの経緯が浮び上がり、もともとの問題の要点が変化することもある。

医師には、コミュニケーション・スキルを高めるために、語られた言葉以上のことを察知する能力と、言葉の裏側にあるほのめかしや憶測に耳を傾ける能力が求められる。

仕草を観察することで、口にされた言葉の意味が変わり、医師があることに関する詳細をより深くつきとめるきっかけになることもある。

医師は、どうしてある情報が知らされたのか聞いてみる必要がある。例えば、「赤ん坊がひどく泣いて、そのことが夫を悩ませている」と、母親が話したとする。彼女は赤ちゃんが振り落とされたので綿密な検査を望んでいると言いたいのだろうか。彼女自身が非常にストレスを感じており、感情をコントロールできず、子供を虐待してしまいそうな気持ちを夫のせいにしているのだろうか。

「六歳の娘が、隣りのジョーンズさんのお守りを拒むようになった」と話しているとき、彼女は性的虐待に対するいらだち、あるいは恐れを表現しているのだろうか。

語られた話が虐待を示唆するようであれば、実際に語られた言葉を、自分の解釈と助言の詳細な内容とともに、注意深く記録しておくことが重要である。

──なぜコミュニケーションの技術が求められるのか

先ごろ出版された「研究現場からの児童の保護についてのメッセージ」[6]の序文において示されている、「児童保護機関によってとられた措置であっても、親による子供の虐待の防止を保証するものではない」という認識は重要である。

このことは、ソーシャルワーカーがスケープゴートとならないように、また、彼らが批判を避けようと甘い措置をとったりしないために、重要である。

それはまた、虐待防止にあたって、専門家まかせにするのではなく、コミュニティー全体がもっと大きな責任を担うように奨励するものでもあろう。

……両親とのコミュニケーション

The Children Actは、子供が必要としているものを満たすために、両親と専門家がともに活動できるようなサービスを発展させ、両親が積極的に関与することを支持している。両者のバランスがうまくとれ、両親がすべての過程にかかわっているとより良い結果が生まれ、またソーシャルワーク（福祉的な仕事）も容易になると研究は示している。

CleaverとFreeman[3]は、虐待の疑いに対する調査によって、家族が「侵害された」「屈辱を受けた」と感じる過程について調査している。それによると、最初の段階からかかわることがないと、家族の構造自体が傷つけられるという。批難がましく対決するよりも、懸念に関してよくコミュニケーションをとるほうが、はるかに重要である。

Thoburn、Lewis、Shemmings[4]は、児童保護の実例にもとづく調査の中で、両親、保護者に対して、「何がなされつつあるのか常に知らされていたか」と質問しているが、「知らされていなかった」と答えたのは50％以下にすぎない。コミュニケーションがうまく行なわれた半分以上のケースにおいて、結果も良好であると報告している。虐待に関与しているいないにかかわらず、両親は専門家との会話の機会が持たれると、きちんと対応してもらっていると感じる。両親には一市民として自分たちについて何が言われているのかを知る権利がある。一方で、子供、年少者も国連児童権利憲章にもとづき、情報に関する権利を有している。これらに対する責務を果たすためには、良質で繊細なコミュニケーションのスキルが求められる。

……子供とのコミュニケーション

虐待という状況に巻きこまれている子供たちもまた、繊細なコミュニケーションを高く評価する。彼らはプライバシーを望むが、秘守に対する限界を常に理解しているわけではない。しかし、より年長の子供は虐待について告白する

ことが、家庭崩壊という結果を招くかもしれないということを理解している。正義を望みながらも、そのような結果に対する罪悪感を抱くこともある。子供は、批難にさらされる場合もあれば、性的虐待の場合は、それを訴えるよう励まされたりもする。貧困な自己イメージ、自尊心の欠乏は、結果として摂食障害、反抗ないし性的乱交につながることがある。専門家によるサポートが求められるが、子供が最初に虐待を明らかにしたときに、優しいほめ言葉を二、三かけてやり、「虐待されたのはあなたが悪いのではない」と、安心させることが重要である。このことは、自分を無価値であるとの感情を防ぐのに大いに効果がある。

　現在、児童保護のための協議の大半、少なくとも70%においては、虐待の嫌疑をかけられた両親は、その大部分の協議に出席している。このような変化は、虐待についての申し立ての透明性を保証し、新たな発見を共有する場をもたらすとともに、両親が（そしてそれが適切な場合であれば子供が）問題解決に寄与し、誤った情報を訂正できるようにするものである。

　医師の抱いている懸念について、それが直接伝えられようと、書面で知らされようと、家族に提示される情報は、当該の医師から前もって伝えられていなくてはならない。健康についての情報はすべて理解しやすくし、難解な医学用語を用いてはならない。そして、その情報は、子供の保護の問題に密接にかかわる情報であるべきで、家族の健康についてのとりとめのない説明にとどまってはならない。

──誰に何を言うのか

　虐待の懸念について話し合うときは、「養育の責任を持った親」と話し合っているのかを確認することが重要である。母親には自明のものとして親としての責任があるが、そのパートナーは、たとえ父親であってもそうとは限らない。

　最近まで、児童虐待の疑いのある傷害、その他の症状・兆候に直面した医師の多くは、自らの懸念、そして結論を両親、あるいは養育者に伝えることをためらってきた。彼らはさらなる虐待が結果として生まれること、ないしは親が不快に思って姿を消すことを恐れている。しかし実際には、そのような例はわずかである。

先にも述べたが、家庭医は、子供を最優先に考えることができる小児科医に比べると、難しい立場に置かれたと感じるだろう。理由が何であれ、親に対しては曖昧な対応をしつつ、法的・行政機関とコンタクトをとって問題に対処してもらおうと心が傾く。もちろん、このやり方は良いとはいえない。いずれ協議の場において、自身の意見を表明することになるし、ある調査によると、家族の大半は、その時点でいかに怒っていようと、専門家は陰に隠れるのではなく、きちんと向き合ってくれることを望んでいるのである。

　親に「児童虐待の疑いがある」と告げるのは非常に苦しいことだが、最初の時点では、対決的になる必要はほとんどない。「この傷は、あなたが言ったような状況においては、普通見られないものです」「本当の原因を突き止めるには、同僚のアドバイスが必要です」という表現が無難であろう。

　注意深い親ならば、この時点で「これは虐待だと思いますか」と尋ねる。これに対して誠実に答えるならば、「私には分からないけれども、それに対処することが必要かどうか見きわめるために、何が起こったのか確かめなければなりません」と言うとよい。両親は、医学的な関心に対しては肯定的な反応を示す。親は「子供が撲られたり、揺り落とされたりしたんじゃないか心配です」などと語り始め、なにがしかの疑いについて話すかもしれない。両親は、自分の子供のことを非常に心配するものであり、専門家に相談する勧めが拒絶されることはまずない。

　もちろん、子供の生命に危険が迫っているときは、医師は遠慮せずに行政を介入させる必要のあることを説明し、必要ならば専門家による検討の手はずを整えなければならない。子供の安全を確保するための警察の介入も、稀ではあるが必要なこともある。

　状況があまりはっきりしていない場合には、親子関係に疑いが持たれることがあり、子供への接し方のまずさ、問題行動ないしは発育不全がそれを暗示している場合がある。このような場合は、さまざまな機関によるサポート、アドバイスについて説明し、親がそれを理解したならば、行政へ緊急に連絡するよりも、話し合いを行なうほうが望ましい。地元の任命された医師や小児科医に相談することもまた有益である。

　家族それぞれのライフスタイルと子供の育て方を考慮しつつ、慎重なアプローチと、注意深く言葉を選ぶことが重要である。この種の話し合いは先を焦っ

てはならず、また、プライバシーが保たれるようにしなくてはならない。家族の言葉はどれも注目すべきだが、家族の他のメンバーが、その言葉の説明をしても、判断材料にはしないことが大切である。年少者は自分と親のどちらのあり方が虐待の懸念を引き起こしたのかということについての助言を求めることがある。さらなる虐待を防ぐ手だてを探している間は、秘密となる約束をしてはならない。

　虐待がもはや単なる疑念ではなく、調査の結果、確実となっても、困難な状況にあることには変わりない。調査の早い段階での対決が唯一正当化されるのは、傷害ないし目についた点が虐待以外では説明できない時であろう。我々の目標とするのは、助けを求めている子供をつきとめて家族をサポートし、家族が子供を養育し続けられるようにすることである。以前は、虐待の疑いの主張にもとづく対決的な調査に重きが置かれていた。しかし、これでは家族、専門家双方にストレスを与え、家族を子供の養育や援助のシステムから遠ざけてしまう。

　助けを求めている子供の特定は慎重に、かつ他の保護機関の介入をともなって行なわれなくてはならない。そうあって初めて、我々のコミュニケーション・スキルが効を奏するのである。

何が虐待であるのかについて意見が一致しているか

　「何が児童虐待となるのか」ということについては幅広い見方があり、児童虐待について説得力をもつ助言を与えるためには、これらのさまざまな見方を念頭に入れておくことが重要である。単なる「骨折」ならば、議論することにはならない。しかし、「軽く叩く」ことが「強く殴る」になることに対しては、「批判的」ではなく「共感的」なカウンセリングを、両親が受ける必要がある。

　民族、文化が相異なる人々の虐待に対する感じ方、見方は、その生活習慣、宗教的信念に左右されるものであり、子供にとっての最大の利益を念頭に置きつつ、これらについて理解しておくことが重要である。家族によって、「普通の行為」の認識は、かなり異なる。また家族が心配することが専門家にとっては問題ないこともあるのである。

　SmithとGrocke[5]の研究によると、ときに虐待を示唆するものとみなされる

「マスターベーション」は、明らかに正常な家族の67％において見られた。専門家によっては問題視される「両親と一緒の入浴」は、研究対象の家族の77％で見られた。

スキルを学ぶために

研修期間中の医師に有益なのは、児童虐待が考えられるケースについて、親と経験ある医師が話し合う場に立ち会うことである。経験の浅い医師が、片方の親の言うなりに「虐待」と決めつけることがあってはならない。終始一貫して両親双方へ、常に情報を伝えることの意義を学ばなければならないのである。児童保護協議会へ出席することでも、このような状況下における両親とのコミュニケーションのとり方について、手本とすべきものが得られるだろう。

ACPCの研修では、ロールプレイに参加することができ、自らのコミュニケーション・スキルを磨く良い機会となる。

結局のところ、このような状況で必要とされるコミュニケーション・スキルとは、一般的に必要とされるコミュニケーション・スキルと同じものである。適切な助言を得るために、この分野に関係する専門家や任命を受けている医師にコンタクトをとるとよいだろう。地元のACPCの案内にもよく目を通しておくことである。

◆10.わが国においては虐待など、子どもの人権にかかわる相談に応じ、助言・指導・保護などを自治体の児童相談所が受けもっている。

1　Department of Health. *Working together under the Children Act 1989*. London: HMSO, 1991.
2　Department of Health. *An introduction to the Children Act*. London: HMSO, 1989.
3　Cleaver H, Freeman P. *Parental perspectives in cases of suspected child abuse*. London: HMSO, 1995.
4　Thoburn J, Lewis A, Shemmings D. *Paternalism or partnership*. London: HMSO, 1995.

5 Smith M, Grocke M. *Normal family sexuality and sexual knowledge in children.* London: Royal College of Psychiatrists, Gorkill Press, 1995.
6 Department of Health. *Child protection: message from research.* London: HMSO, 1995.

第5章
子供の脳死

Alastair W Blair
Consultant Paediatrician, Victoria Hospital, Kirkaldy, Fife

Christopher R Steer
Consultant Paediatrician, Victoria Hospital, Kirkaldy, Fife

　生命維持を続けるかどうか。脳死を前に選択を迫られるような困難なケースは、小児科では比較的、稀である。とはいえ、集中治療の高度化にともない、この問題が生じることも少なからずある。急性期病棟に勤務する小児科医のほとんどが、時折この問題に直面している。

　文献の示すところによると、死亡する新生児の1%が「脳死」と確認され、小児科集中治療室では、入院患者の1%から2%が脳死の基準を満たすことになるという[2~5]。「虚血性無酸素症」と「脳損傷」が小児科集中治療室での脳死の3分の2以上を占めている 5-1 [5]。

5-1 小児科集中治療室での脳死の原因[5]

虚血性無酸素症	41%*
中枢神経損傷	32%*
感染症	10%
脳血管障害	8%
代謝性のもの	6%
構造的なもの	3%
例数	387**

*児童虐待がからんでいるときに顕著　　**66%が5歳以下

脳死とは何か

脳死とは、「脳全体の機能の不可逆的な損失」と定義することができよう[6〜9]。大脳皮質および脳幹の機能の欠如は、個体の死に等しいものとみなされている。脳幹のすべての機能の不可逆的な欠如が、脳死の診断において不可欠なものである[7,10〜11]。

脳幹下部の機能損失は、自発呼吸能力の損失を意味する。そのため、脳死は人工呼吸を施されている患者に「観察」されるのみである。臓器移植をふまえて、脳死の基準が策定された。医師は、この基準により、ドナーとなりうる患者の移植できる臓器が、血行力学的に安定しているうちに、その患者が脳死状態にあるかどうかを判断できるようになった。

1968年に初めて設けられたHarvardの基準[10]は、持続的な植物状態を除外した、新皮質の死を含む、脳「全体」の死を確認することを意図したものである。この最初の基準については盛んな議論が行なわれ、小児科での使用に適うように修正がなされた[1,12〜15]。とくに新生児における脳死の判断については、いまだ議論があるが、子供の脳死判定の指針として一般的な合意を得ている[5,16〜18]。子供における脳死判定の基準を 5-2 に挙げる。[11]

告知を行なう前に

子供が脳死へ向かっていることが予期できる場合には、脳死の告知が現実となる以前から、事態の重大さを両親に伝えておく。また、たとえ医療スタッフにとって、臨床的に診断が明白であっても、告知までには時間をとるようにする。両親が看護・医療スタッフとの話し合いによって、現状を理解するまで待つのである。

近親者にとっては、医療者との間に深い信頼関係を築くことが、この非常に悲しい経験から立ち直る助けとなる。時間が許すかぎり、じっくりと話し合い、両親の信念、信仰について洞察するよう努めること。これは、集中治療室での処置が終わった後で、その両親に合うようなケア組織を紹介するために必要なことである。

「時間」はまた、相互のサポートの基盤となる「尊敬の念」を両者に生みだ

5-2 子供における脳死についての指針〔改訂版〕[16]

審査は二名の医師によって行なわれなければならない。

症歴：昏睡の原因を特定し、治療可能あるいは可逆的な状態にないかどうか判断する。
　　　例：低体温や代謝異常などの薬物作用、外科的処置が可能な脳幹圧迫。

理学的所見
- 昏睡および無呼吸
- 脳幹機能の欠損
  - 中程度、あるいは完全な散瞳
  - 人形の目現象の欠損
  - 温度眼振運動の欠損
  - 角膜、嚥下、咳嗽、吸啜、探索反射などの反射機能の欠損
  - 呼吸運動の欠損（無呼吸に関する標準テストを用いる）
  - 患者が低体温、低血圧ではない
  - 弛緩性の緊張、および自発的・誘発的運動の欠損（反射、脊髄運動を除く）
  - 定められた観察期間中、一貫してみられたその他の検査結果

年齢別に推奨される検査内容と期間
- 2カ月齢未満：48時間おきに、2回の等電脳波テストを行なう
- 2カ月齢以上：年齢により、12時間から24時間おきに、確定のための脳波テストを2回。放射性核物質スキャンや脳血管造影の検査が可能であれば、脳血流の欠損を調べる*。

*年齢別の検査技術や補助的検査の必要性に関する詳細な議論に関しては、参考文献の5と19を参照。

すものでもある。このようなサポートの相互性は重要である。集中治療のスタッフもまた、多大なストレスを感じているのであり、他ならぬ両親がスタッフのために、非常に大きな役割を、ときには無意識のうちに果たすからである。

もちろん、このような状況に対してどのような反応を示すかは、家族によって大きく異なる。例えば、広い意味での家族である祖父母ないし他の親族が、両親の耐え難い思いに出口を見出させるような、大きな役割を担うこともある。

両親との正式な面談は、情報の「提示」と「収集」という二つの重要な局面をもっている。例えば、小児ケア専門顧問医を交えた面談がある。これらの面談は、集中治療の専門家との関わりが続いていく中での「中継点」と言えるだろう。そして、このような過程の中でも、「脳死」という診断の告知や、生命維持を続けるかどうかの決断といった部分は、より緊張感をもって正式に記録され、立証的なものとしなければならない。とはいえ、両親との接触を続けるうちに、医療チームの誰が、その両親と最もよい関係を持てるかが分かってくるものである。

問題と向き合う

「脳死」の診断が下されると、次に問題として浮び上がってくるのは、生命維持を続けるか否かということである。移植を目的とした臓器提供が考えられる場合、ここで時間を取りすぎると、脳死にともなうホメオスタシスの損失により、臓器の生存度が損われる可能性がある[5]。両親の多くは、自分たちで生命維持についての決定をすることになる。どんな場合においても、両親が「決定権を持っているのは自分たちなのだ」と常に感じながら、決断に至ることができるように導いていかなくてはならない。専門家にサポートや助言を求める両親もいる。しかし、そのような両親でも、決定を下した過程について、のちに繰り返し思いをめぐらすものであるため、決して彼らにプレッシャーを感じさせてはならない。生命維持を中止するかどうかの最終的な選択においては、両親の決定こそが最も優先されるのである。

> ■事例1
>
> **両親が他の症例をもとに疑問を投げかけてきた場合**
>
> 　両親が、「長期間生命維持を施され、完全に回復した昏睡の症例について聞いたことがある」と言ってくる。
>
> **両親に対して再確認させること**
>
> - このような症例は「持続的な植物状態」であり、詳しくみれば現在の脳死基準を満たすものではないことを教える。
> - このような逸話的な例のいくつかは、率直に言うと脳死の定義にまで及んだ論争にさかのぼるものであり、それがいまだに論じられているのであると告げる。
> - 「不可逆性」ということについては、とくに臓器提供を可能にする必要に迫られている場合、充分な考慮がなされなければならない。ゆえに基準の正当性を、専門家として納得させなくてはならない。

　次に、決断しようとしている両親へのサポートが必要である。生命維持の中止に両親が同意したとき、非常に大切なのは、「子供は脳死である」ということに両親がまったく疑いを持っていないということである。詳細にわたる説明がなされ、どんな質問でもするよう、さらには何らかの検査に立ち合うように勧める。これらに時間を割くことは重要である。なぜなら、「あまりに早急に決定を下してしまったのではないか」と感じている両親を襲う迷いの苦しみは、耐えがたいものとなるからである。

　生命維持の期間ののちに、持続的な植物状態から回復した患者についての報告があるが、これらは、生命維持の中止を選択した両親に戸惑いを生じさせる。ゆえに、「人工呼吸器によって生命維持されている脳死状態」と「持続的な植物状態」との違いを分かりやすく説明しなくてはならない。

　両親を神経過敏にしたくないために、婉曲的な表現を用いたり、「スイッチを切る」場面から両親を遠ざけたりしがちだが、これは誤りである。両親の質

問には慎重に、かつ事実を答えなければならない。よく考えるための時間を両親に与え、また質問をどのように繰り返しても、共感をもって受け入れなければならない。

■**事例2**

両親の間で見解が異なる

ある夫婦が、脳死の子供の「スイッチを切る」ことを承知しているが、父親がそれを望んでいる一方、母親は言葉では受け入れていながら納得いかず、悲しんでいるようにみえると、看護責任者が報告してきた。

どのように対応すべきか

- 上級責任医が夫婦に会い、診断の根拠をもう一度述べる
- 決定をせかさないこと、プレッシャーを与えないことに重きを置く
- 見解の不一致点と、議論された中味に向き合う機会を作ってもらう
- 他のカウンセリング機関と接触する機会を与える
- 「意見が一致するまでは行動に移ることは望まない」と述べる
- 少し間をおいたのち、状況を見なおす

生命維持中止の決定が下されたとしても、性急に実行に移してはならない。両親が望むなら、生命維持の中止の行なわれ方に関して、他の親族と相談するための時間を与える。宗教的なセレモニーのなかで行なわれるよう望む者もいれば、個人的にカウンセリングを望む者もいる。これらを実行することは、普通は可能である。

スイッチを切る場に立ち合うことを望む者もいれば望まない者もいる。この時点で担当の医師は、同じ部屋で職務についている他のスタッフに対しても、配慮を怠ってはならない。彼ら自身がサポートを必要としている場合もあるからである。一般的に、スイッチを操作するのは、「上級責任医」という立場にいる者がふさわしい。医療のトレーニングのために、今後、責任者になってい

くスタッフや、経験の浅いスタッフが立ち合い、この過程を実際に見て学ぶことが望ましい。「スイッチを切る」という仕事を責任者ではないスタッフに委ねることは不適切であり、できるかぎり避けなければならない。

スイッチが切られても心拍が続いている場合、これはある者にとっては非常な苦痛を与えることがある。両親、そして経験の浅いスタッフには、事前にこのことを話しておくべきである。心停止の確認が聴診でできるなら、心電図モニターを切っておく。両親の多くが、自分の腕の中で子供を看取りたいと望むので、生命維持装置もモニター機器とともにはずしてよい。

大きな悲しみのうちにある両親に対して、プライバシーに関する配慮が必要である。この種の細かい点にも目が行き届くという意味で、経験を積んだ看護スタッフの存在は貴重である。両親のための控室が設けられていれば理想的であるが、それが不可能な場合、臨終の瞬間に立ち合うスタッフの数、病棟内の他の子供への見舞客、近くで行なわれる回診などに対する配慮が不可欠である。

もしも両親が生命維持を中止しないと決めた場合、迅速な対応の必要はなくなる。しかし、全体の状況は、より扱いにくいものとなる。上述のとおり、医師の任務は、自ら決定を下そうとしている両親をサポートすることであり、彼らの決定に評価を下したり影響を与えたりしてはならない。多くの場合、両親は後日、スイッチを切るという結論にたどりつく。しかし、いつそのような結論に達するかは、知る由もない。

臨終の後は、家族が家族だけで、あるいは一緒に居てもらいたい人と、悲しみにくれることができるよう、すばやく準備する。そのために静かで適当な場所を、あらかじめ決めておくとよい。この時、お茶やティッシュを用意するといった、経験を積んだ看護スタッフの現実的な配慮こそ、医師たちの直接的な情緒的サポートよりも、ずっと雄弁な慰めとなるであろう。

悪い知らせを打ち明け、苦痛のうちにある近親者に応対するにあたっての力量は、経験を通じて積みあげられてゆくものである。しかし、ビデオやロールプレイなどによる教育によって、少しずつ向上させることもできる。役に立つ助言を記した著作[20〜24]、例えば「非言語的コミュニケーション」や「身体的接触の役割」などを掘り下げている文献[25〜27]がある。「身体的接触を行なわないこと（Non-touching）」は「イギリス病」であると述べているものもある[27]。

この段階で両親に剖検の了承を求めるのは、事前に話し合っていれば容易だ

としても、過酷なものであるように思われる。集中治療室の医療者たちと接触する機会がこれで終わってしまうわけではないと知らせることも、多くの両親にとって重要である。自分を支えてくれた人間が、我が子について気づかいを示してくれているか（例えば、子供のお気に入りのおもちゃがどうなったか、などというような一見ささいなことも）を、両親は知りたいと思う。

　両親が、なんらかの問題について——それが理に適っていようがいまいが——不安を深め、経験のある医師ないし看護スタッフと話したいと希望することもある。この場合、できるだけ速やかに、電話や訪問を行なうこと。日程を決めかねて遅れてしまうようなことがあってはならない。

5-3　事後の対応

- 大きな悲しみにふさわしい時と場所を決めておく
- 牧師、司祭、ラビ、ないし心の支えと慰めを提供する社会機関の援助を得て、家族の他の子供が必要とする感情面、およびそれに関連するケアを提供する
- かかりつけの医師、保健婦など、患者と家族にかかわった人たちの援助を得る
- 残された問題点、剖検の報告書などについて話し合うための事後訪問を行なう
- 医師チーム、看護チームに対するケア、カウンセリング、サポート

長期にわたるサポート

　両親の心に残っている疑問などを表出させたり、剖検の結果を話し合うため、定期的な面会の機会を設ける。両親の多くは、サポートを得る機関を病院の外ですでに見つけているであろうが、遺族へのサポートやカウンセリングサービスについて、医師としても情報を得ておくとよい。折りをみて、これらのサービスについて両親と話し合うことが望ましい。両親の多くが自分たちの側からサービス機関等と接触をとるのはいけないことだと感じているが、知人が勧めてくれると受け入れやすくなるからである。

かかりつけ医には常に両親についての情報を知らせておく。それが家族をサポートするうえで重要な役割を果たすこともある。「悲嘆の過程」が長びき、適応できない両親あるいは死んだ子供の兄弟がある場合は、カウンセリングおよび心理的経過観察が必要となる。

両親への対応全般における基本は、このような悲しい状況に対処する医療・看護スタッフ側が、慎重にそして思いやりを持ち、常識的な態度で臨むことにほかならない。詳細かつ慎重に段取りを決めるという配慮が、関係者の辛さをいくらか和らげることができる。「鈍感かつ冷淡」あるいは「親切かつ悲しげ」にふるまうのではなく、理解にもとづいた寛容なアプローチを心がける[22,23]。

以前は、この分野に関する看護・医療スタッフの教育は、あくまでも経験を積むという「修業」の上に成り立っており、ときには経験の浅いスタッフが脳死に対処するという不適切な立場に置かれることもあった。しかし近年では、学生や卒後研究生にきちんとした教育を施す必要性が、叫ばれるようになってきている[28〜32]。

多くの病棟ではまた、脳死に立ち合った医師、看護スタッフに対する事後のカウンセリングおよびサポート・グループを設けつつある。重大な出来事についてこのように「報告を聞く」ということは、患者の出入りの激しい小児科集中治療室においてはとくに重要な意味をもつ[32]。スタッフの慢性的な不安や「燃えつき症候群」を軽減し、病気の子供とその家族を扱うにあたってきわめて重要な「チームワーク」が強められるからである。

以上を、 5-3 、 5-5 にまとめる。

5-4 禁ずべきこと

- 決定を急がせたり、決定に圧力を加えないこと
- 同じことを繰り返し要求されても忍耐心を失わないこと
- 情報を隠さないこと
- 決定を下す過程で両親を軽視しないこと
- 臓器提供の話を勧め過ぎないこと
- 「スイッチを切った」後も、両親との接触を避けないこと

5-5 まとめ

- きちんと認められた基準を用い、確実性をともなったかたちで、脳死を立証すること
- 以下のことを両親／家族と話し合うこと
  ① 前提となる状態
  ② 脳死とは何か
  ③ なぜ、そしてどのように脳死が起こるのか
  ④ 脳死と「持続的な植物状態」との違い
- 感情面と実際的な面へのサポートを与えること
  ① 家族と適切な責任医との頻繁な接触
  ② その時その時のケアを担当する集中治療スタッフとの頻繁な接触
- 状況を受け入れるための時間を与えること
- 最終的な決定を下すにあたって両親を中心に据えること、そして希望があれば「スイッチを切る」過程に立ち合うようにさせる
- カウンセリングの際は、邪魔の入ることのないところで、よく見え、よく聴こえるよう、近くに腰を下ろすこと／机などの物理的障害物は避けること／アイコンタクトを確立し、持続させること／望ましい場合には、慰めるように肩や手に触れること

◆11.わが国の脳死判定の基準──現在の厚生省脳死判定基準(いわゆる竹内基準)では、6歳未満の小児は除外例とされており判定できなかったが、6歳未満の小児の脳死判定基準づくりを進めている厚生省研究班長の竹内一夫(杏林大学名誉教授)は2000年春までには判定基準がまとまるめどが立ったことを明らかにした。

---

1 Ashwal S, Schneider S. Brain death in the newborn. *Paediatrics* 1989;84:429-37.
2 Edmonds JF, Wong S. Paediatric brain death and organ transplantation. In: Kaufman HH, ed. *Pediatric brain death and organ/tissue retrieval: medical, ethical and legal aspects*. New York: Plenum Publishing Corp. 1989; p89.
3 Bruce D. Brain death in children: the Philadelphia experience. In: Kaufman HH, ed. *Pediatric brain death and organ/tissue retrieval: medical, ethical and legal aspects*. New York: Plenum Publishing Corp. 1989; p83.
4 Black PM, Torres ID. Brain death in children: guidelines and experience at the

Massachusetts General Hospital. In: Kaufman HH, ed. *Pediatric brain death and organ/tissue retrieval: medical, ethical and legal aspects.* New York: Plenum Publishing Corp. 1989; p75.

5   Ashwal S, Schneider S. Paediatric brain death: current perspectives. *Adv Pediatr* 1991;**38**:181-202.

6   A definition of irreversible coma: Report of the Ad Hoc Committee of the Harvard Medical School to examine the definition of brain death. *JAMA* 1968;**205**:337.

7   An appraisal of the criteria of cerebral death: a summary statement. *JAMA* 1976; **237**: 982.

8   Conference of the Royal Colleges and Faculties of the United Kingdom. Diagnosis of brain death. *Lancet* 1976;**2**:1069.

9   Report of the Medical Consultants on the diagnosis of death to the Presidents Commission for the Study of Ethical Problems in Medicine and Biomedical and Behavioural Research: Guidelines for the determination of brain death. *Neurology* 1982;**32**:395-9.

10 Black PM. Brain death. *N Engl J Med* 1978;**299**:393-400.

11 Ad Hoc Committee on Brain Death, The Childrens Hospital Boston. Determination of brain death. *J Pediatrics* 1987;**110**:15-9.

12 Volpe JJ. Commentary. Brain death determination in the newborn. *Pediatrics* 1987;**80**:293-7.

13 Coulter DL. Special article. Neurologic uncertainty in newborn intensive care. *N Engl J Med* 1986;**316**:840-4.

14 Watchko JF. Neurologic uncertainty in newborn intensive care. *N Engl J Med* 1987;**317**:960.

15 Ashwal S. Brain death in the newborn. *Clin Perinatal* 1989; **16**: 501-8.

16 Guidelines for the determination of brain death in children. *Pediatrics* 1987;**80**:298-300.

17 Stephenson C. Brain death in children. *Focus Crit Care* 1987; **14**: 49-56.

18 Moshe SL, Alvarez LA. Diagnosis of brain death in children. *J Clin Neurophysiol* 1986;**3**:239-49.

19 Farrell MM, Levin DL. Brain death in the pediatric patient: historical, sociological, medical, religious, cultural, legal and ethical considerations. *Crit Care Med* 1933; **21**:1951-65.

20 Campbell ML. Breaking bad news to patients - clinical guidelines. *JAMA* 1994; **271**:1052.

21 McLaughlan CAJ. Handling distressed relatives and breaking bad news. *BMJ* 1990;**301**:1145-9.

22 Charlton RC. Breaking bad news. *Med J Aust* 1992; **157**: 615.

23 Brewin TR. Three ways of giving bad news. *Lancet* 1991; **337**: 1207-9.

24 Kaiser RMM. The challenge of breaking bad news. (editorial). *Hosp Pract* 1993;**28**:

13-4.
25. Breaking bad news - knowledge for practice - professional development. *Nursing Times* 1994;**90**: (suppl) 1-4.
26. Buis C, De Boo T, Hull R. Touch and breaking bad news. *Fam Pract* 1991;**8**:303-4.
27. Heylings PNK. Personal View. *BMJ* 1973;**2**:111.
28. Sykes N. Medical students fears about breaking bad news. *Lancet* 1989;**2**(8662):564.
29. Knox JDE, Thomson GM. Breaking bad news: medical undergraduate communication skills teaching and learning. *Med Educ* 1989;**23**:258-61.
30. Pearce P. Breaking bad news. *Med J Aust* 1993;**158**:137.
31. Charlton RC. Letter in reply to Bruyn NJ. Breaking bad news. *Med J Aust* 1993;**158**:137-8.
32. Gillard JH, Dent THS, Aarons E, *et al*. Preregistration house officers in the Thames Regions: changes in the quality of training after four years. *BMJ* 1993; **307**:1176-9.
33. Swanson RW. Psychological issues in CPR. *Ann Emerg Med* 1993;**22**:350-3.

第6章
膵嚢胞性線維症の若者への対応

Anthony K Webb
Consultant Chest Physician, Bradbury Cystic Fibrosis Unit, Wythenshawe Hospital, Manchester

──はじめに

　科学の飛躍的発展や医学の進歩によって、膵嚢胞性線維症cystic fibrosis（CF）の若者の未来は、生存期間が伸び、QOLが高められる方向へと徐々に変化している。[1,2]

　30年前には、CF患者の大半が子供のうちに亡くなっており、両親が、治療過程における責任を持ち、病気に関する知識を把握していなければならなかった。

　専門的な小児科治療によって若者のCF患者が増えつつあり、2000年までにはイギリス内で3000名を数えるものと予想される。この数字は小児のCF患者と同数となる。保険統計による平均生存年数は現在30歳代であり[1]、今日生れるCF乳児は40歳代まで生存すると予想されている[2]。

　以前は両親の責任であった治療過程での責任は、今では若者本人へと移りつつある。思春期の若者が移植をするかどうかの決定や遺伝子治療の現状の理解といった難しい問題に向き合わされることになるのである。

　楽観的な見方が高まりつつあるとはいえ、CFは依然として致死性の疾病である。臓器移植を受けないかぎり、ほぼすべての患者が「敗血症肺」によって死亡する。臓器移植という究極的な治療が唯一、平均3年間、生存期間を延ばすが、それも移植を受けた者の半数でしかない。

　限られた未来しか持たないけれども、競争社会において普通の生活を送りたいと望んでいる若者と、意思の疎通をはかることは簡単ではない。これら若者

のさまざまな要求を治療者側が心得ておかなければ、彼らとコミュニケーションをとることはできない。彼らの不安と恐れを理解し、そして安心を与えなくてはならないのである。

　CF患者と治療者の関わりにおける重要な面について、本章で論ずることとする。

CFの若者を理解する

……限られた余命

　いくつかの要因から、CFを持つ思春期の若者と健康な同世代の者との間には、相違点が存在する 6-1 。

　未来が限られていると知っているために、患者の中には、わざわざ先を急ぐような生き方をする者もいる。常習的なスピード違反、パラシュートやバンジージャンプ等の危険な冒険的スポーツ、さらには薬物による気晴し——これらがCF患者の生活にしばしば見られる特徴である。

　そういった行動は別として、 6-1 に挙げた違いにもかかわらず、CF患者も病気の末期を迎えるまでは、きわめて普通の生活を送っている。最近の調査によると、54％が職に就いており、それ以外の30％が学生である[3]。CFの成人の約30％が結婚をしているか長期にわたる交際を続けている。「死と隣りあわせの病」という重荷にもかかわらず、CFの成人の大半は、心理社会的には同世代の健康な者と変らない生活を営んでいるのである[4,5]。

　CFの成人はおそらく、自分自身、仲間、親密なパートナーに対して、病気の重大さを小さく見せかけようとしている。このことは、個々の患者が、「他のCFの成人より自分は健康だ」と述べることから見て取れる[6]。この問題を掘り下げた最近の研究によると、CFの成人とその近しい者は、主治医の判断に比較すると、病気の深刻さを過小に評価し、自活力を過大に評価している[7]。

　これは、日常生活を営んでいくには良いあり方であろう。しかし、このままでは、病気の進行によって日常生活が自力で営めなくなり、プレターミナル・ケアを受け、移植の必要に迫られた時、患者はコミュニケーションをどのようにとったらいいか、分からなくなってしまうことになる。

> **6-1** CFの若者と同世代の者との相違点

- 致死性の病気を抱えている
- 男性はすべて生殖能力がない
- 栄養状態が悪いために、外見が貧弱である
- かなりの医学的な知識を持っている
- 同じ病気であるCFの友人がすでに死んでいる
- 日々の生活をしていくために多大な労力を使わなくてはならない
- 30歳前後までしか生きられないという理由で、担保を得ること、生命保険に加入すること、職に就くことが難しい
- 家族の生活や家族関係に、CFが多大な影響を及ぼしている

……**医療上の問題点**

　CFを抱える思春期の若者には、大変な医学上の問題点がある。思春期の若者の大半は、16～18歳で成人ケアを受け始めることになる。あるいは家を離れることで、家族からのサポートを失うこともある。この時点で彼らは、自らの治療に責任を持つことになり、自己管理のために多くの時間を費やさねばならない **6-2**。彼らは「普通に生活したい」と望むが、自己管理や死を招きかねない病気と向き合うことは、生活様式に大きな変化をもたらす。また逆に、生活様式の変化が自己管理を妨げる場合、病気の悪化をもたらしてしまう。

> **6-2** 若者CF患者の自己管理のタイム・スケジュール
>
> | | 午前(分) | 午後(分) | 計(分) |
> | --- | --- | --- | --- |
> | 物理療法 | 20 | 20 | 40 |
> | 薬物吸入（気管支拡張薬、抗生物質、デオキシリボヌクレアーゼ） | 20 | 20 | 40 |
> | 運動 | 15 | 15 | 30 |
> | 計 | 55 | 55 | 110 |
>
> - すべての患者が多量の経口薬を服薬している。
> - 糖尿病をともなう者はインシュリン療法を行なっている。重症患者は経腸栄養を用い、非侵襲的（非挿管的）夜間人工換気を必要とする

……病気についての知識

　CFの成人の大半は、自分の病気についてかなりの知識を持っている。彼らは病とともに成長し、仲間の多くがその病で命を落としているのである。彼らは独自の全国的、国際的な集いを通して互いに連絡を取り合っている。彼らは、どんな医学雑誌にも劣らない情報を網羅した、独自の全国的、国際的な雑誌を発行している。ゆえに、応々にして彼らは、この病気の詳細、そして最新の科学の進展について非常に精通しているのである。しかし、CF患者のすべてが豊富な知識を持っているわけではなく、恐しく無知な者や、病気についてなかなか理解できない者もいることも、強調しておくべきだろう。

　このようなさまざまなあり方を治療者は念頭に入れ、それに応じてコミュニケーションのスタイルを合わせていく必要がある。

　大半の患者が広範囲の知識を持っているため、CFについては未だ勉強中の治療者――この病気についての教育を受けるためにCF専門病棟で訓練中の医師、看護者、物理療法士など――が、かなり不利な立場に置かれることもある。これらの経験が浅いスタッフにとって、自分と同じ年頃で、同じようなことに関心を持ちながら死にゆこうとしているCF患者とコミュニケーションをとり、助言を与えることは、非常に困難であろう。若いスタッフにとってまた重要なのは、元気がよく知識が豊富な若いCF患者に対して、傲慢な態度をとったり、あるいは防御的な態度をとってはならないということである。感情的に深入りしすぎた治療者の「燃えつき」はよく見られる現象である。

――誰がCF患者とコミュニケーションをとるか

　CFは複雑で多面的な病気であるため、治療に際して、多分野にまたがる情報が必要となる 6-3 。各分野の専門家のいる「専門センター」における治療が、最も望ましい[8,9]。多くのCF患者が、そのような施設で治療を受けたいと述べている[10]。経験が豊富で、患者の特長にふさわしい専門領域を備えている病棟のほうが、患者の生存率が高い[11]。

　チームによるアプローチによって、一人ひとりの患者が栄養士、ソーシャルワーカー、物理療法士、あるいは医師などのCFの専門家と相談することが可能となる。

「コミュニケーション」とは双方向の過程である。治療者、患者の個性によってコミュニケーションのとり方はさまざまであるが、「ラポールの確立」があって初めて成立するものである。例えば、どの程度の治療を行なうか話し合い、医学的見地からは不充分であっても、患者、治療者双方が受容できる妥協点にたどりつくというケースもあるのである。

病状の深刻な入院患者の治療はかなり複雑であり、コミュニケーションや教育を集中的にする「CF専門病棟」という環境が最善である。

6-3　各分野にわたるCFチームのメンバー

- 医師
- 物理療法士
- 栄養士
- ソーシャルワーカー
- 看護婦（病棟および地域の）
- 事務職員
- 医学生

成人CF患者と話し合っておくべき問題点

患者との意思疎通を図ろうとする場面で、話し合っておくべき問題点を、以下に述べる **6-4**。これらの困難な問題を充分に納得し合うためには、外来患者の場合、通常の通院以外に時間を設けなければならない。

6-4　成人CF患者と話し合っておくべき問題点

- 小児科的ケアから成人のケアへの移行
- 生殖
- 自己管理、教育、コンプライアンス
- 移植
- 将来

……小児科的ケアから成人のケアへの移行

　思春期の若者が成人のケアへと移る時期の設定には、慎重を期さなくてはならない。受け入れ側の成人CF病棟が、新しい患者とラポールを確立するのに失敗した場合、なかなか関係を回復できないこともある。

　思春期の若者が小児科病棟を離れると、いくつかの変化が一度に訪れる。まず、両親に任せてきた健康管理を自分でするようになる。しかしここで、これまで患者を支えてきた家族と、情報の共有を続けることを忘れてはならない。後に病気が進行したときに、患者は再び家族の援助を頼むことになるからである。

　日々の自己管理を厳格に行なう能力は、患者の成熟度に左右される。思春期の患者は往々にして、これまでの治療方針に疑いを抱き、反抗的になる。病気を軽んじて、自己管理しなくなるために、急に病気が悪化することも珍しくはない。自由を求める患者に対して、医療者は慎重に対応していく必要がある。

　であるから、成人クリニックに移る前──小児科病棟にいる時から、患者を教育することが非常に重要となる。小児科病棟と成人クリニックのなかには、共同の移行病棟を設けてこの教育を行なっているところもある。すでに成人クリニックへ移行した仲間からの個人的な励ましがあると、きちんと成人病棟へ移っていきやすいものである。

……生殖の問題

　CFの成人が望む「普通の生活」として、恋人とつきあい、家庭を持ちたいということがある。残念ながら男性はすべて生殖能力がなく、このことを思春期の若者に伝える時期を選ぶにあたっては細心の注意を払う必要がある。男性患者が印刷物あるいは他の患者から偶然このことを知る場合もある。

　CFの女性には健常者と同じ生殖能力がある。医療スタッフは日頃から避妊について彼女たちと話し合っておかなくてはならない。妊娠は、良好な呼吸機能を持った女性にしか勧められないからである。妊娠に対する適合性については、医療スタッフと妊娠を計画しているカップルとのあいだで話し合いを持ち、またCFの女性のパートナーは自分たちのキャリヤー状態を検査しておくべきである。

　残念ながら、CF患者の妊娠の大半は計画されたものではなく、病状の深刻な患者は、妊娠期間中、病気の悪化に苦しむことになる[12]。悲しいことだが、

母親となっても、病状が進むにつれ、幼い子供の世話と自分自身、両方の面倒を見きれなくなる場合が多い。成人の生存年数は平均30歳であるため、CFの母親のもとに生れてくる子供の大半は、思春期前に母親を失うことになる。

……自己管理、教育、コンプライアンス

若いCF患者が、仕事に従事しながらも、日々の複雑な自己管理を習慣的にきちんと行なうということは、健康な人間には真似しがたいことであろう。CF患者は物理療法、抗生物質と気管支拡張薬の吸入、運動、そして大量の服薬を日課としている。また、比較的状態のよい患者にとっては、切迫した必要性を感じないために、予防的治療を続けるのは困難なことである。

病状が深刻になると、さらなる治療が必要となり、自己管理にも追加が要求される。このうち最も一般的なのが抗生物質静注である。多くの患者が自宅でこれを実践できるようになるが、教育と援助が必要である。

患者が年長になるにつれて、糖尿病の発生率が増加する[13]。マンチェスター地域では、25％のCF患者がインシュリン依存型糖尿病（IDDM）である。そこで、糖尿病の管理を確実に行なうための教育が重要である。管理が上手くいかないと、体重の減少、肺機能の低下、そしてときには生存年数が短縮する[14]。死が迫っている時期に、胃ろう造設や非挿管的人工換気を施すことは、患者にとって耐え難い苦しみを与えかねない。

重要なのは、CF病棟が患者に対して情報と教育を与え続けることである。一対一の面談はもちろんだが、CFの成人を対象としている出版物のリストが全国的な組織（例えばCystic Fibrosis Research Trust）によって作られている。

病気について分かりやすく書かれた患者用の小冊子や、自己管理についての明確な指示書を、各病棟で用意するとよい **6-5**。これらは患者の教育に用

6-5 通院中のCF患者のための情報と指針

- 病棟と利用可能なサービスについての情報を提供する小冊子
- 許容される行動についての情報
- 自宅での抗生物質静注の使用、糖尿病の自己管理、胃ろう造設、吸入療法、および運動プログラムについての指針

いられ、また後に患者の知識を評価しなおし、教育プログラムの効果を確認するためにも使用できる。

いずれは肉体的に自己管理が不可能になるであろう通院患者や入院患者を医学的にケアする時には、充分な時間を費やし、深い心遣いと思いやりを示さなくてはならない。この鉄則は、息切れの激しい患者に対して特にあてはまる。

成人CF病棟へ移ったのちには、患者本人に自己管理に関する責任を持たせなくてはならない。コンプライアンスは治療の種類によってばらつきがある。「物理療法」は成績がよくないが、「運動」は取り組まれやすい[15]。前者は単純な反復をともなう煩わしいものだが、後者は患者を社会へ参加させるものだからであろう。

コンプライアンスは、症状の深刻さや患者の知性に左右されるものではない。患者が明白な恩恵を得られるとき、例えば悪臭の強い糞便で周りに迷惑をかけないように膵液補助剤を飲むというような場合は、治療の規則は守られやすい。

医師が患者のコンプライアンスの度合いを見抜けたとしても、それだけでは患者の態度を改善できない。患者のライフスタイルに合うように治療を工夫する必要があり、患者のコンプライアンスが乏しいのはなぜか、原因を理解することで状況が改善することもある。

コンプライアンスが乏しいことの要因が、ある研究グループによって三つのカテゴリーに分類されている。すなわち a) 不適切な知識、b) 心理社会的抵抗、および c) 教育環境である[16]。

強制的に治療の規則を守らせようとすると失敗を招く。Laskは、CFの若者と理解し合い、コンプライアンスを促進するための5つの原則[17]を提唱している 6-6 。

……臓器移植

CF患者は、肺機能低下によって死亡することが多い。努力肺活量1秒量（FEV1.0）が30％以下の患者は、2年以内に死亡する可能性が50％である[18]。この時点で、移植の適合性を検討しなくてはならない。

しかしこのことは、安定した生活に満足している患者の心理を突然、揺さぶることになる。病状が深刻な患者でも、自分の状態がいかに悪いかにまったく気づいていないことがある。死が迫っていることを伝えるに際しては、洗練さ

6-6 コンプライアンスを促進する5原則

1. **共感**
   温かく現実を見つめ、批判的でない態度で接し、コンプライアンスの限界に理解を示す。
2. **熱心さ**
   信頼感を伝え、やる気を与える。
3. **探求**
   治療の規則を守れない理由を、時間をかけて理解する。(情報不足、時間的制約、不規則な生活などがないか)
4. **教育**
   教育によってコンプライアンスが促進されるわけではないが、情報が不充分な状態では改善は見込めない。
5. **感情の表出**
   恐れ、怒り、憤慨、抑うつなどの感情を表出させる。

れたスキルが求められる。移植の必要を告げられる時こそ、患者本人と家族にとっては、CFという病気の最後について、初めて現実感を抱く局面かもしれない。

移植の必要性が充分に伝わるまでには、親しいパートナーを交えた面談が、数回にわたって持たれることもあろう。医師とは別個に、ソーシャルワーカーからの情報提供が必要な場合もある。患者は、はじめは移植に反対しておきながら、健康状態とQOLが低下すると、やはり移植を求めることもある。患者の死後、移植を受けそこなったことが遺族に悲痛な思いを残すこともある。ときには患者が移植を拒み、それがもとで、家族内の不和を招くこともある。

移植とは、生命を救う手術であると同時に、生命を危険にさらす手術でもある、という矛盾が存在する。患者は、同じCF病棟にいた仲間の、臓器移植の成功・失敗を知っている。患者の多くは成長を共にしてきており、友人を移植の失敗で失うと、非常に大きな感情の乱れを引き起こす。

移植への準備にあたっては、さらなる自己管理の強化が必要となる。私どものマンチェスター棟では、患者の大半が移植準備のために、胃ろう造設術を施

されている。二酸化炭素のうっ滞にともなう呼吸不全が生じている場合は、非侵襲的夜間人工換気が開始される。

……CF治療の将来的な見通し

CFの若者は、きわめて知識が豊富である。彼らはメディアや自分たちの出版物をとおして、医学の進展に通じている。メディアは医学の進歩についてしばしば大げさにとりあげ、それがすぐにも実現可能な治療であるかのように報道する。

遺伝子の発見、CFのマウスのクローンの作成、鼻の上皮組織障害の矯正など、めざましい科学の進歩があるけれども、現実の治療に応用できるのは、十年は先のことなのである。患者の楽観的な見方を支えながらも、度を過ぎないようにしなければならない。そのためにもCF患者の治療者は、医学、科学の最新情報に通じている必要がある。

───コミュニケーションと患者教育のスキルの向上、および成果の評価

医師と若いCF患者との関係は、一般の「医師-患者関係」とは異っている。患者が16～18歳の思春期に始まり、移植あるいは死亡に至るまでの10年以上にわたって続く関係なのである。この間には、多くの医学的、そして個人的な紆余曲折が生れることになる。

治療者-患者関係における失敗の、最も大きな原因のひとつが「コミュニケーション不足」である[19]。よりよいコミュニケーションを行なうためには何が不可欠か。以下、治療者、患者双方の視点から検討する。

……治療者の心得

まず、治療者はCFについて適切な知識を持っていなければならない[20]。

CFはイギリスにおいて6000名の患者を数える最も一般的な遺伝病である。医学生・医師は、訓練期間中にこの分野に関する教育を受けることが不可欠である。

診察を重ねる過程で患者に情報を与えることはできるが、自己管理しなければならないことが多く、複雑をきわめる。治療者は、自己管理法を簡潔にまと

め、患者が自宅で参照できるように準備すべきである。情報は常に正しく受けとられるとは限らず、しばしば誤って理解されることを念頭に置かなくてはならない。

　どのような接し方が、CFの若者にとって最善なのだろうか。とはいえ、患者は一人ひとり違う。話題によっては、患者は、両親あるいはパートナーが居合わせないように求めることもある。ときには、問題を明確に理解するために、患者の許可を得たうえで、近親者と一人ひとり別々に面談する必要が生じることもあろう。

　治療者にとって大切なのは、寛容であること、患者に共感を持つことである。専門家的な態度を維持することは大切であるが、しばしば患者の中にはそれが癪にさわって、無作法をしたり悪い行動をとったりする者があるので、困ることがある。ときには患者は、自分のしたいことを、思いつくままに行動に移すものである。

……患者側の感じ方

　CFの成人は情報にきわめて精通している[21]。彼らは、医学的、個人的な記事を掲載した雑誌を発行したり、福祉手当金、住宅、保険、旅行等についての具体的情報のハンドブックを発行したりしている。そして常に、さらなる情報を収集しようとしている[22]。このような患者たちにとってのコミュニケーションは、医師が「どう接するか」に左右される。これまで述べてきた鉄則に従うならば、お互いの関係は発展してゆくであろう。一方、冷淡で、無関心で、高圧的な接し方は、コミュニケーションを破綻させるであろう。

　本章ではCFの若者との、さまざまな場面におけるコミュニケーションの重要性を強調したが、コミュニケーションの有効性を評価するような研究はきめて少ない。

　最近、CFの若者の「自己管理能力」についての論文が発表された[23]。患者たちの自己評価、症状や病状の進行に関する理解力、なども含まれているが、この研究では、「治療者チームとのコミュニケーション」に重点が置かれている。患者の自己管理の効果を量ることで、コミュニケーションや教育における治療者の能力が分かるということである。

――― 結論

　CFの若者を治療し、コミュニケーションをとることは、非常に困難なことである。彼らは、一人ひとり異なった背景をもっており、病気のもつ多くの難しい問題点についての対応も患者各人によって異なるからである。しかし、医師‐患者関係において最も本質的なことは「相互の信頼」を確立することであり、このゆるぎない基盤があれば、あらゆる困難に解決の道が示されるであろう。

◆12. 本症は白人新生児の1名／2,000名の高頻度であるが、黄色人や黒人には著しく低頻度である。わが国では1981年までに46例、1982年から1990年までに25例で、きわめてまれな疾患であり、ほとんど20歳まで（平均5.4年）に呼吸不全で死亡している。欧米のように本症に特別な公的・私的対策はない。しかし、予後不良の乳幼児疾患として小児科医の対応が必要となることは当然である。

1　Dodge JA, Morison S, Lewis PA, *et al*. Cystic fibrosis in the United Kingdom, 1968-1988: incidence, population and survival. *Paediatr Perinat Epidemiol* 1993; 7:157-66.
2　Elborn JS, Shale DJ, Britton JR. Cystic fibrosis: current survival and population estimates to the year 2000. *Thorax* 1991 ;46:881-5.
3　Walters S, Britton J, Hodson ME. Demographic and social characteristics of adults with cystic fibrosis in the United Kingdom. *BMJ* 1993:306:549-52.
4　Shepherd SL, Harwood IR, Granger LE, et al. A comparative study of the psychosocial assets of adults with cystic fibrosis and their healthy peers. *Chest* 1990;97: 1310-6.
5　Blair C, Cull A, Freeman CP. Psychosocial functioning of young adults with cystic fibrosis and their families. *Thorax* 1994; 49: 798-802.
6　Strauss DG, Wellisch DK. Psychosocial adaptations in older cystic fibrosis patients. *J Chronic Dis* 1981;34:141-6.
7　Abbott J, Dodd M, Webb AK. Different perceptions of disease severity and self care between patients with cystic fibrosis, their close companions and physician. *Thorax* 1995;50:794-6.
8　Royal College of Physicians. *Cystic fibrosis adults; recommendations for care in the United Kingdom*. London: Royal College of Physicians, 1990.

9 British Paediatric Association Working Party on Cystic Fibrosis. Cystic Fibrosis in the United Kingdom 1977-1985: an improving picture. *BMJ* 1988;297:1599-603.
10 Walters S, Britton J, Hodson ME. Hospital care for adults with cystic fibrosis: an overview and comparison between specialist cystic fibrosis clinics and general clinics using a patient questionnaire. *Thorax* 1994;49:300-6.
11 Nielsen OH, Schiotz PO. Cystic fibrosis in Denmark in the period 1945-1981: evaluation of centralised treatment. *Acta Paediatr Scand* 1982;301 (suppl);107-19.
12 Edenborough FP, Stableforth DE, Webb AK, MacKenzie WE, Smith DL. Outcome of pregnancy in cystic fibrosis. *Thorax* 1995;50:170-4.
13 Lanng S, Thorsteinsson B, Erichsen G, *et al*. Glucose tolerance in cystic fibrosis. *Arch Dis Child* 1991;66:612-6.
14 Finkelstein SM, Wielinski CL, Elliot GR, *et al*. Diabetes mellitus associated with cystic fibrosis. *J Pediatr* 1988;112:373-7.
15 Abbott J, Dodd M, Bilton D, Webb AK. Treatment compliance in adults with cystic fibrosis. *Thorax* 1994;49:115-20.
16 Koocher G, McGrath M. Gudas L. Typologies of nonadherence in cystic fibrosis. *Dev Behav Paediatr* 1990;11:353-8.
17 Lask B. Non-adherence to treatment in cystic fibrosis. *J R Soc Med* 1994;87:25-7.
18 Kerem E, Reisman J, Corey M, Canny GJ, Levison H. Prediction of mortality in patients with cystic fibrosis. *N Engl J Med* 1992;362:1187-91.
19 Korsch BM, Negrete VF. Doctor-patient communication. *Sci Am* 1972;227:66-72.
20 Webb AK, David TJ. Clinical management of children and adults with cystic fibrosis: education and debate. *BMJ* 1994;308:459-62.
21 Nolan T, Desmond K, Herlich R, Hardy S. Knowledge of cystic fibrosis in patients and their parents. *Pediatrics* 1986;77:229-35.
22 Hames A, Beesley J, Nelson R. Cystic fibrosis: what do patients know, and what else would they like to know. *Respir Med* 1991;85:389-92.
23 Bartholomew LK, Parcel GS, Swank PR, Czyewski DI. Measuring self-efficacy expectations for the self management of cystic fibrosis. *Chest* 1993;103: 1524-30.

第7章
HIV検査に向けてのカウンセリング

Sheila Moss
AIDS Clinical Group, Royal Liverpool University Hospital NHS Trust, Liverpool

Olwen E Williams
Department of Genitourinary Medicine, Wrexham Maelor Hospital NHS Trust, Wrexham, Clwyd

Charles RK Hind
Editor, the Postgraduate Medical Journal, London; Consultant Physician,
Royal Liverpool University Hospital and the Cardiothoracic Centre, Liverpool

　エイズが流行し始めてから15年が経ち、HIV、エイズ、およびHIV抗体検査に対する世間の見方は変化してきた。英国保健省はもはや、専門カウンセラーのみに検査前の相談を任せるのではなく、HIVとHIV検査についての相談が一般的な臨床の場で行なわれることを求めている[1]。

　本章の目的は、すべての医師に対して、患者へのカウンセリングやHIV抗体検査を行なう実際的な手引きを示すことにある 7-1 。このために、「なぜ？」「いつ？」「どのように？」「どこで？」「だれが？」などについて述べたいと思う[2]。

　HIV検査に向けたカウンセリングは心理療法的な形態をとるものではなく、「検査に先立つ面談」として行なわれるものである。これ関する書物の多くは、

7-1 HIV抗体検査に先立つカウンセリングの目的

- スクリーニングの技術的側面について情報を提供する
- 陽性、あるいは陰性と診断されることによって起こりうる可能性（例えば医学的、社会的、法的なことがら）について情報を提供する
- 感染のリスクについて教え、リスクを減らすような行動について話し合う

秘技を要するかのように不親切に書かれているが、実際、この種のカウンセリングは長い時間のかかるものではない。必要となるスキルも、すべての臨床的な場面において必要なものとなんら変わるところはない。「知識を持っていること」、「慎重さ」、そして「よいコミュニケーション」を心得ればよいのである。

医師が患者に、HIVにかかわる点について尋ねることをためらってしまい、情報が得られない場合もある。患者のほうでは、体調の悪さはHIVによるのではないかと心配しながら、尋ねるのを恐れていることもある。また患者は、すでにHIV検査を受けたり、HIV状態が分かる献血によって、陽性か陰性を知りながら、そのことを医師に告げるべきではないと思っていることがある。

なぜ検査をするのか？

患者はときに、他人を危険にさらさない限りは、自分のHIV状態についての知識は不必要だと信じていることもある。しかしこの認識は間違っている。

多くの臨床試験によれば、自らの感染を知り、日和見感染に対する予防的治療を病気の各段階で施されたHIV陽性患者においては、より好ましい予後を得ることが示されている[5]。

抗レトロウイルス抗原を用いた治療もまた効果を高め、母親から子供への垂直感染の確率を減少させうる[4]。英国保健省は、妊婦へのHIVスクリーニングの導入を強力に押し進めている[6]。

性交渉やライフスタイルについて詳細なアドバイスを与えることによっても行動の変化が見込まれ、患者とパートナーにとってのリスク全般の減少が期待される。

世界保健機構（WHO）によるガイドラインが出版されており[7]、それが検査に先立つ相談の基礎となっている。そこでは検査の性格、および検査結果にともなう医学的、社会的、法的なことがらについてのインフォームド・コンセントが求められている。

言うまでもなく、与えられる情報は個々のニーズに合わせたものでなければならない。検査のリスクと利点を勘案するために、患者は情報を理解する能力を持ちあわせていなくてはならない。

——— HIV検査の場面

　ある人は積極的に初めてのHIV検査、あるいは再度の検査を求めているように見えることがある。しかしそれは、HIVが鑑別診断のひとつであり、自分の症状がそのウイルスに関連するものであることが分かっていないためである。

　HIV検査は以下の場面のような、広い意味でのスクリーニングの一部でもある。

- 出生前ケア
- 献血
- 保険、旅行、移住のための健康診断

　以上、各場面における情報提供の手続きは、各々の状況に合うよう調整されている。

……外来患者の検査

　外来診療の場においては、診察の一部、あるいは患者からの要請によって、HIV検査に先立つ面談が行なわれることがある。いまだに「血液検査を受けることイコールHIVの検査を受けたこと」と信じている者がいるため、誤解を解く必要がある。

　面談の冒頭では、その人が以下のことがらを理解しているかを確認すべきである。すなわち、HIV検査の性格、HIVとAIDSとの違い、感染の経路、感染の危険を減らすことができる方法で現在その人が用いているもの、および用いるよう勧められるべきもの、についてである。

　また、感染の可能性を検討するために、これまでの性的行動、薬物服用、過去における感染、海外旅行、ハイリスクな活動、職業上のリスクなどを詳細に吟味する。

　この面談により、リスクについてどの程度の理解が患者にあるかを見きわめ、リスクの高い行動について話し合うことができる。それはまた、患者に対して

日常的な社会活動、家庭生活の安全性を保証することにもなる。このような面談には、「予防」と「サポート」という二つの目標がある。患者には、検査の結果がどうであれ、引き続き医学的なケアが保証されなければならない。

検査の時期は、三カ月間の「窓の期間（window period）」に当たらないように注意する。これに関して説明を行ない、その人が「窓の期間」にあるようであれば、信頼できる結果を確保するために再検査する。一般に、三カ月目の再検査で診断がつくとされている[8]。

検査のもたらす利益と不利益についても、あらかじめ話し合わなくてはならない。もしも検査結果が陽性だった場合、患者がどのように対処してゆくのかについて話し合っておくと、心理的なダメージを軽くする一助となるからである[9]。また、利用可能な社会的心理的サポートについて患者に知らせることもできる。

アメリカ合衆国では書面による承認が求められる地域もある。イギリスでは、書面による承認が求められるのは「献血者」および「生命保険加入者」のみであるが、いずれもHIV検査に先立つ正式な面談を経ないこともある。

一方、海外旅行・国外労働のために検査を求める者は、状況にも左右されるが、検査に先立つ面談を受けることが望ましい。

検査後は、結果について報告し、陽性の場合にはパートナー、医師、歯科医師など、患者がその情報を伝えたい相手を挙げてもらう。より安全な性交渉、注射の実施、治療の選択や継続などについて話し合うきっかけになる。HIV抗体が陰性の場合には、より安全な性交渉と注射の実施について、改めて強調しなければならないのである。

以上、「HIV検査に先立つ案内」として述べてきたことは、泌尿生殖器外来や即日検査を行なっている機関を想定している。ここには、「具合は悪くないけれども不安だ」という人が検査を求めてくる。

熟考してからでなければ検査を受けない人もあるため、これまで述べてきたようなことを書面にした資料を用意しておくことも大切である。

……**入院患者の検査**

臨床の業務において医師は、 **7-2** に示したような病状の重い患者と、HIV検査について話し合うことも多い。迅速な診断のため、検査を遅らせる

ことは望ましくない。医師は、検査に先立つ面談を厭わずに行ない、他のスタッフに任せてはならない。検査を実行に移すのが遅くなり、患者の疎外感、罪悪感、恐れを増すことになるからである。しかし場合によっては、他の性交渉による感染症、B型肝炎、梅毒のスクリーニングも実施できる泌尿生殖器科に依頼するほうが適切なこともある。

診断のため病状の重い患者にHIV検査を行なう際には、患者の利益に最も適うように配慮する。インフォームド・コンセントを得るのが普通だが、例外もあろう。例えば、救命処置において患者に意識が無い場合、司法機関の保護下にある未成年のために、治療の措置をその司法機関が求める場合、身体的障害者に関しては患者が精神障害のため同意を得ることが不可能である場合、などである 7-3 。

7-2 潜在的なHIV感染の徴候としての身体的異常

・結核
・広範な真菌症（カンジタ症など）
・広範な帯状ヘルペス
・持続性リンパ節腫大
・持続性下痢
・説明のつかない体重減少
・口腔内毛様白板
・カポジ肉腫
・原因不明の発熱（PUO）
・リンパ球減少症
・血小板減少症
・重度の市中肺炎

入院患者の場合、外来患者とは対照的に、静かな環境が得られることは少ないが、可能ならば、完全なプライバシーが確保できる静かな場所で患者に話すことが望まれる。そのために、邪魔の入らない時間を15分は設けたい。

診断的な可能性と今日までの調査の成績について話し合うことは、検査に先立つ面談において有効な導入となりうる。

> **7-3** 患者の同意なしの検査／治療
>
> 　以下に挙げるのは、検査ないし治療が患者の同意なしに行なわれる場合の例である。
> - 救命処置に関して、患者に意識がなく、自らの意向を示すことができない場合
> - なんらかの事例において、未成年が司法機関の保護下にあり、その司法機関が特定の治療をその患者の利益に最も適うと決定を下した場合
> - 精神障害のため、患者の同意が得られないが、治療が患者のためになる場合

　臨床的に、あるいは病理診断でHIVの確証が得られたときには、それを告知すべきである。感染の原因として思い当たることがあるか患者に質問する。例えば、婚姻状況、性交渉の相手、性行為感染症の病歴について尋ねることによって、間接的なかたちのあらゆる危険因子について調べることも大切である。輸血、海外旅行、伝染性単核症の発病、薬物使用についての履歴も得ておく。

　また、どのようなものであれ、以前に検査を受けたかどうか尋ねる。献血をするときに検査を受けるため、今までに血液提供者となったことがあるか、確認することも重要である。このことは、もし「窓の期間」に血液を提供していた場合、意味を持ってくるのである。

　HIV陽性であることが判明すると、患者への対応に変化が生じる場合があるが、そのことも説明しておく。

　HIV検査を進んで受ける意志があるかどうか尋ねること。検査にどれくらい時間がかかるか、そして誰が結果を伝えるのか、予告しておくことが望ましい。

　陽性の結果が出た場合、確認の検査のために、もう一度血液サンプルが求められると説明すること。

　配偶者、保険、HIVに関するより細かな情報についてのさらなる相談は、別の機会に設けてもよい。

　押さえておくべきポイントについてのチェックリストを示す **7-4**。

> **7-4** 検査に先立つ相談のためのチェックリスト

- 自己紹介し、自分の役目をはっきりと示す
- 危険因子を見きわめる
- HIV／AIDSについての認識を深める
- 検査手続きの説明（採血して陽性の結果が出た場合、再度採血し、結果を確認する。）
- 検査の利点について話し合う
    - ① 早期の診断と治療
    - ② 心理的な安定と、確実な情報を得られる。早期の治療を可能にする
    - ③ より安全な性交渉や薬物使用に対する動機づけ
- 考えられる不利益について話し合う
    - ① 抵当、生命保険
    - ② 社会生活の見通し
- 陰性、あるいは陽性の結果に対処することを話し合う：民間の援助、公的な援助、医療的な援助体制を示す。
- 性交渉の相手をどのように守るか話し合う（より安全な性交渉および／あるいはより安全な薬物使用）
- 女性の場合、妊娠と生殖能力について話し合う
- 結果について誰かに伝えるか、あるいは事情を知っている者がいるか確認する

……**出生前検査**

　HIV感染の診断を早期に行ない、抗レトロウイルス治療を妊婦へ導入した結果、垂直感染のリスクを25％から8.3％まで減少させた報告[5]がある。HIV陽性の女性が授乳を避けることも、乳児へのリスクをかなり減少させる[10]。

　イングランドとウェールズで別個に行なわれた匿名調査では、妊娠中の女性において相当数の感染が診断されずにいることが判明した[11]。HIV陽性の妊婦が多数を占める施設は、日常的にHIV検査をするべきである[6]。

　産科医と助産婦[12]は、検査に先立つ相談を担うに適した立場にある。妊婦は検査のもたらす一般的な利益・不利益だけでなく、妊娠中の自分の状態、検査結果がどのような影響を及ぼすか、について知ることができる。出生前に手渡す情報小冊子の一部として、HIV検査についても記載されることが望ましい。

──── 秘守

「秘守」とは非常に難しい問題である。医療従事者には、患者の健康に関する情報を漏らしてはならないという法的義務がある。カウンセリングに関する論文の多くが、「患者の絶対的な秘守」を保証することの重要性を強調している。

現実には、HIV陽性の患者が入院して、診断が診療録に記載されると、他の病気の場合と同じように、秘密保持は相対的なものとなってしまう。診療録は「絶対的秘守」が大原則である。とはいえ、患者名と診断名が書かれた検査報告書は、他の病棟や病院などにルーチンに送られているため、患者の治療に直接関わりのないスタッフの手にわたることも可能なのである。

HIV検査の結果は、あくまでも医療上の目的で、治療に関わる医師・看護者のみが参照することを伝えて、患者を安心させねばならない。用紙に診断を記載するときも、すぐには「HIV」とは分からないような表現を工夫する。もちろんサンプルには「ハイリスク」としたラベルを貼る必要があるが、「低4T値」ないし「レトロウイルス症」といった用語を使うとよいだろう。

HIV感染者を識別するために診療録の表紙を変えたりはしないと言うことで患者はしばしば安心する。泌尿生殖器科で検査を受けた者は、「NHSの性病に関する規定1974」の第2項によって付加的に秘密保持されている。

HIVの診断を告げたい相手があるか──配偶者、家庭医、歯科医など──について、患者と話し合うことも大切である。一般には、「必要性がある場合」に限って情報開示されるべきとされている。

──── 生命保険

生命保険にHIV検査が影響を及ぼすかどうか、患者が尋ねることがある。これに関しては二つの原則がある。

- 1988年以前に加入したあらゆる保険、ないし養老保険はそのまま有効である。
- 最近では、保険会社が、HIV抗体検査あるいはAIDSに関する助言・カウンセリングを受けた経験があるか確認してくる[15]。

正直に答えるかどうかはその人次第である。社会的な責任のある患者を差別から守るために、英国保険業協会は、陰性とされたHIV検査については、加入依頼者に尋ねないよう勧告している[15]。保険業者は、将来的には「HIV検査で陽性とされたことがあるか？」という問い方になると発言している。この、「陰性とされたHIV検査」については触れない質問法は、現在カナダ、フランス、およびアメリカ合衆国で行なわれている[15]。

最近では、保険会社は出生前診断、生命保険、および旅行のためのスクリーニングを、契約とは無関係なものと考えるようになっている。

結果を伝える

「HIV陽性」という悪い結果を告知することは、決して簡単なことではない。

最も望ましいのは、患者に対するカウンセリングや検査を実施した医師から告げることである。あらかじめ、「いつ」「誰から」結果が話されるのか、そして、「結果については秘密厳守される」ことを伝えておく。

「陽性」の結果に対する心の準備がある患者でも、告知されるとショックを受けたり、怒ったり、あるいは結果を否定してまったく問題にしない様子を見せたりする。

検査に先立つ面談と同様に、邪魔の入らない場所を選ぶこと。また、第三者に立ち合ってもらうよう、患者と交渉しておいたほうがよい場合もある。

面談にあたっては、今後の展開について説明できるよう、準備しておく。例えば、彼を担当するスタッフ、必要な検査（例えば免疫低下のレベルを見きわめるための「CD4値」）、可能な治療的措置、抗レトロウイルス剤とはなにか——などである。

さらに、「どれくらい前から感染しているんでしょうか？」などといった質問にも準備をしておくこと。「身近に感染している人はいないか」、「誰から感染させられたのか」について、この時点で相談されることもある。この悪い知らせを性交渉の相手に打ち明ける役目まで、依頼されることもある。

HIVとAIDSについて書かれた情報、また、ボランティア団体、支援グループ、社会事業機関などの電話番号をリストにして用意しておくことも大切であ

る。[13]

　告知を受ける患者には、医療・看護スタッフからの多くの支えが必要であることを忘れてはならない。

倫理面の考察

　「医師の任務」についてのブックレット・シリーズが、1995年11月に「ジェネラル・メディカル・カウンシル（GMC）」から出版された。4冊シリーズのうちの1冊が、『HIVとAIDS、倫理面の考察』というタイトルである。この冊子では、「医師と患者の関係の諸相」、「患者に対する医師の任務」、「感染した医師の任務」、「HIV検査に対する同意」、「守秘義務」、「他の保健専門家への情報提供」、そして「患者の配偶者および性交渉の相手への情報提供」が扱われている。これは専門分野に関わらず、すべての医師にとって必要不可欠な読み物であり、GMCに登録した医師すべてに配布されている。

おわりに

　最後に、日頃からHIVに関連する問題を、患者たちと話し合ってゆくことを勧めたい。このことが、患者に対応する際の、医師側の心理的負荷を和らげることにもなるのである。医師は、HIV検査を特別な問題と見なすべきではない。これはあくまでも、患者とのコミュニケーションを深め、彼らに対するケアの質を向上させるために、我々が取り組むべき課題のひとつなのである。[14]

13.わが国のエイズ関係団体
　　行政関係機関等
　　厚生省保健医療局エイズ結核感染症課　TEL. 03-3503-1711（代）
　　（財）エイズ予防財団　TEL. 03-3592-1181（代）
　　　また、各自治体の保健衛生担当課、福祉事務所で相談に応じている。
　　民間団体
　　HIVと人権・情報センター　TEL. 03-5259-0622
　　エイズアクション　TEL. 03-3356-2055

東京ヘモフィリア友の会　TEL. 03-3508-0248
女性の家 HELP TEL.03-3368-8855
いのちの電話　TEL. 03-3264-4343
その他がある

◆14.厚生省は、地域のAIDS診断に関する連携体制を整えるため、各都道府県においてAIDS診療拠点病院を制定している。拠点病院は総合的かつ高度な医療の実施、他の医療機関への情報提供、医療従事者に対する教育を担う。平成8年5月現在、AIDS診療拠点病院は全国に189カ所。また、保健所などにおける相談体制の充実を図り、（財）エイズ予防財団に委託して、医師、看護婦等を対象としたカウンセリング講習も実施している。

全国の保健所では匿名の検査を原則として、無料でHIV検査を行なっている。医療機関におけるHIV検査に関して厚生省は、原則として本人の同意を得ることなどを通知し、さらに就学時、就職時のHIV検査は実施しないよう指導している。

1　Department of Health. *Guidelines for pre-test discussion on HIV testing*. PL/CMO/96. London: Department of Health, 1996.
2　Kipling R. *The Elephant's Child*.
3　Peters BS, Coleman D, Becks EJ, *et al*. Changing disease patterns in AIDS. *BMJ* 1991;**302**:726-31.
4　Fishel MA, Richman DD, Grieco MH, *et al*. The efficacy of azidothymidine in the treatment of patients with AIDS and AIDS related complex; an open uncontrolled treatment study. *N Engl J Med* 1987;**317**:185-91.
5　Conner EM, Sperling RS, Gelber R, *et al*. Reduction of maternal-infant transmission of human immunodeficiency virus Type I with zidovudine treatment. *N Engl J Med* 1994;**331**:1173-80.
6　Department of Health. Department of Health guidance PL/CO/(92)5, appendix 2. *Guidelines for offering voluntary named HIV antibody testing to women receiving antenatal care*. London: Department of Health, 1992.
7　World Health Organization. *Guidelines for counselling about HIV infection and disease*. Geneva: WHO, 1990.
8　The British Co-operative Clinical Group; When to perform the final HIV antibody test following possible exposure. *Int J STD AIDS* 1995;**6**:332-5.
9　Miller R, Bor R. AIDS: *a guide to clinical counselling*. London: Science Press, 1988.
10　Dunn DT, Newell ML, Ades AE, Peckham CS. Risk of human immuno deficiency virus Type I transmission through breastfeeding. *Lancet* 1992;**340**:585-8.
11　Department of Health, Public Health Service, Institute of Child Health. Unlinked Anonymous HIV Surveys Steering Group. Unlinked anonymous HIV seropreva-

lence monitoring programme in England and Wales; data to the end of 1995. London: December, 1996.
12 Chryslie IL, Wolfe CDA, et al. Voluntary named testing for HIV in a community based antenatal clinic: pilot study. *BMJ* 1995;311:928-31.
13 Barton SE, Roth P. Life assurance and HIV antibody testing. *BMJ* 1992;305:902-3.
14 Byrne L. Insurers relax questions on HIV. *BMJ* 1994; 309: 359.
15 Reynolds MA, Barton SE, Singh S, et al. HIV and insurance commentary. *Int J STD AIDS* 1994;5:322-6.

第8章
多発性硬化症の患者

Helen L Ford
Department of Neurology, St James's University Hospital, Leeds

Michael H Johnson
Department of Neurology, St James's University Hospital, Leeds

多発性硬化症の診断

 「多発性硬化症」は、若年および中年の成人を襲う病気のなかで、もっとも恐れられているものの一つである。[15] ゆえに、その診断を下し、告知することは、きわめて重大なことである。

 過去に「散在性硬化症」と呼ばれていたことからも分かるように、「神経系のさまざまな部分に病変が散在的に、異なる経過で生じる」という症状を、診断基準としてきた。したがって、最初の徴候が生じた時点で診断を下すことは、ほとんど不可能である。

 しかし例外もある。若い女性で、ある種の視神経炎の既往歴があり、「核内性眼筋麻痺」、「比較的求心性、瞳孔欠損をともなう視神経乳頭蒼白」、「膀胱障害」および「足底伸展反応」を有する者には、確信を持って「多発性硬化症」の診断を下すことができる。

 同じく若い女性で、足に感覚障害を覚え、それが腰へと拡がり、2～3週間続いたあと軽快したという者は、多発性硬化症に罹っている可能性が非常に高い。しかしこれだけでは診断基準を満たしているわけではなく、他の脊髄病変による症状ではないことを確かめる必要がある。

 経験を積んだ医師ならば、神経疾患を呈する患者を診たとき、最初から多発性硬化症を疑うこともできてしまう。しかし、診断基準が満たされるためには、次の症状が発生するまで待たなければならず、確信をもって病名を告げるまで

に、場合によっては数年かかることもある。そのような患者は、曖昧な状態におかれ続けたことに、不満を抱くかもしれない。

患者の中には、さらなる症状が出ない人もいる。それを知りながら、恐ろしい病気の疑いがあることを、最初から告げるべきだろうか。のちになって患者に尋ねてみると、多くの者が診断について知らされなかった苦悩を語るが、なかには、医師が病気の疑いについて言わないでくれたことに感謝する者も、一人二人はいるということを申し添えておく。

精密検査は役に立つか

多発性硬化症は、臨床的視点において診断されるものであり、精密検査の結果だけを根拠に診断を下すことはできない。精密検査の価値は、誇張されすぎているきらいがあり、もっと論理的なアプローチが求められる。

中枢神経系の、ある箇所の病巣によると思われる症状が、発生したり消失したりしている場合、別の箇所に症状をともなわない病巣がないかどうか調べる必要がある。

「VEP可視的誘発電位」は、視神経炎を有する者に行なってもあまり利点はないが、脳幹あるいは頚髄症候群を有する者においては有効である。

MRIは、多発性硬化症特有の多くの病巣を検出することが可能で、純粋な脊髄症状や徴候を有する若者において、診断を特定する手がかりとなる。

髄液（CSF）の分析は、散在性の病巣を支持する症状を有しながら、ほとんど、ないし全く徴候がない者においては、有効であろう。

表8.1は、Poserによる多発性硬化症の分類にしたがい、MRI陽性やオリゴクロナールバンド陽性の影響を示している[1]。この分類では明らかに、病歴や臨床的な知見を重要視している。

検査を行なう時、「なぜこの検査を行なっているのか」、また、検査が「陽性」「陰性」あるいは「結論に達しない」それぞれの場合に「患者に何と告げるのか」、自らに問うことが大原則となる。

表8.1 多発性硬化症（MS）のPoser診断基準におけるMRI陽性と髄液オリゴクロナールバンド陽性の関連性

病歴上 発作回数	臨床上の 病巣ヶ所	MRI/ オリゴクロナールバンド	Poser分類
2	2	臨床診断	臨床上MS確実
2	1	＋MRI	臨床上MS確実
		－MRI	臨床上MSの可能性あり
2	1	＋オリゴクロナールバンド	検査上MS確実
		－オリゴクロナールバンド	臨床上MSの可能性あり
1	1	＋MRI* ＋オリゴクロナールバンド	検査上MS確実
1	1	＋MRI* －オリゴクロナールバンド	臨床上MSの可能性あり
1	1	－MRI ＋オリゴクロナールバンド	診断不能
1	1	－MRI －オリゴクロナールバンド	診断不能

*注）MRIで1カ月あるいはそれ以上経過をみた新たな病巣発生。1回のMRIでは、ある時間内の播種を否定することは不可能である。

患者に何を告げるべきか

……診断が確定しない場合

昨今の患者は、診断に対して疑念を持つようになってきているが、抱いている恐れを口に出す者は少ない。

多発性硬化症の疑いがほとんどない場合には、患者に対して「多発性硬化症やパーキンソン病などの深刻な病気ではないと思う」と告げたほうがよいだろう。

患者に多発性硬化症が疑われる場合は、患者が自分の症状をどのように恐れているか、どんなことでも言うように勧める。何が悪いのかを考えたことがあるか、なにか特定の異常が彼を悩ましてはいないか、尋ねてみるとよい。

懸念について患者自身から発言されたならば、それが実際にありうるのかあ

りそうにないことなのか、明らかにするにはどんな手続きを踏む必要があるのか、といった説明はずっと容易になるのである。

　街頭で「もし多発性硬化症になったら、そのことを知らせてもらいたいですか?」と尋ねられた人のほとんどは、当然「はい」と答えるだろう。しかし、病名告知されたために生じる不都合なことがらが、現実にはあるのである。

　まず、生命保険への加入や、職場での昇進が難しくなり、体の自由を奪う病気への恐れが不条理にも人生プランを変え、夫婦関係に歪みを生じる可能性がある。

　臨床的には不必要かもしれない精密検査を進める前に、これらの重要問題を患者に考慮させる機会を与えるべきである。

8-1 多発性硬化症の告知として、悪い例

　若い女性が足のしびれを訴えて神経科医へ行くように言われた。彼女は最初の診察を夫とともに受けたが、「深刻な病気は何もない」と言われた。ところが医師は、彼らが任意の医療保険に加入しているため、胸部ディスクとして示すMRIを頼んでも大丈夫だろうと提案した。

　2週間後、すでに回復していたが、結果を聞きに彼女一人で再び来院したところ、「スキャンは多発性硬化症を示している」と告げられた。彼女はその後何を言われたかさえも覚えていない状態だったが、一人で家まで車を運転し、学校に子供を迎えに行かねばならず、夫が帰宅するまで彼に話すこともできなかった。その一日は彼女にとって、ひどく辛い思い出となって残った。

　患者が、多発性硬化症に罹っているとはまったく思っていない場合、医師はより困難な立場に置かれることになる。他の治療可能な病気かどうか診るために、現時点での症状を充分に調べることもできるが、多発性硬化症の可能性が明らかになった場合は、充分な話し合いのための時間を設け、診断について話し合う必要に迫られるのである。

……明確な診断

多発性硬化症患者のほとんどが、告知のあり方に対して不満を持っている 8-1 ～ 8-3 。彼らはまた、確定診断が遅いことに対する怒りも語る。サウザンプトンにおける追跡調査によれば[2]、多発性硬化症患者の約60％が「診断時に充分な情報が与えられなかった」と感じている。

医師としては、多発性硬化症の診断はできるかぎり遅らせて、患者の心理的負担を減らしたいと思うものであろう。しかし、多発性硬化症が疑われる人々を対象とした最新の研究結果[3]は、このようなやり方を支持するものではなかった。

多発性硬化症が疑われ、精密検査による診断を6カ月間待った患者を対象に、その間「健康」についてのとらえ方が、どのように変化したかが研究されている。明確な診断をともなう者においては、不安全般がより小さく、また身体症状についての悩みも少なかった。

さらにこの研究は、多発性硬化症が疑われる人々に対する、「診断の情報」が持つ「価値」を検討している[4]。明確な診断を下された患者は、診断後、幸福感が増し、QOLの多少の向上が得られたと語っている。一方、明確な診断を下されなかった患者は、悪い結果を断定された場合に比べても、より不安を募らせる傾向があった。

8-2 多発性硬化症の告知として、悪い例

中年男性に複視がおこり、眼科医に「外転神経麻痺」と言われた。4週間後、軽快しないため、眼科医は脳のCTを依頼した。放射線科は、彼が、炎症がある腰椎のMRIをとる予約もしていることに気が付いた。彼らは一回のスキャンで両方を済ますことに決め、同じ日に脳のMRIをとる手はずを整えた。

眼科医は、複視から完全に回復している患者を再び診察し、多発性硬化症と診断を下しているスキャンの報告書を読み上げた。

いくつかの他の結合織や炎症性病変の可能性があるが、三年経っても多発性硬化症の臨床診断が下されていないのに、現在、彼は自分の商用地をなかなか担保に入れることができずにいる。

> **8-3** 多発性硬化症の告知として、悪い例
>
> 　はっきりしない神経学的症状をともなう若い女性が、「多発性硬化症かもしれない」との不安を抱いていた。神経科医は明確な答えを見出せず、病理検査を依頼した。患者の不安どおりの可能性が考えられ、神経科医は彼女に「おそらく多発性硬化症だろう」と告げた。
> 　次回、彼女が外来にやってきたとき、他の医師が彼女を再診し、「おそらく多発性硬化症ではないだろう」と言った。脳脊髄液（CSF）とMRIは正常であったが、依然症状があり、彼女に「多発性硬化症」だと告げる医師がいる一方、「そうではない」とする医師もいた。

……診断のもつポジティブな側面

　多発性硬化症が疑われる人々には、神経科医を受診する以前に、ある期間、神経学的症状があるのが普通である。「多発性硬化症」という診断は、「自分は脳腫瘍ではないか」、あるいは「自分の症状は精神疾患によるものではないか」と恐れている人を安心させることもありうる。一般的に、患者にとっては「診断は早いほうがよい」とされている[5]。

　インターフェロンβ-1b、インターフェロンβ-1a、コポリマー1など、多発性硬化症に対する新薬が登場しており、これらの薬剤が最も効果を示すのは、病気が初期段階にある時なので、早期に確定診断を下すことは重要である[6,7]。

──診断を伝えるにあたってのガイドライン[8]

　英国リハビリテーション医学協会は、グレートブリテンおよび北部アイルランド多発性硬化症協会の協力のもとに1993年4月、多発性硬化症を告知するにあたってのガイドラインを公表した **8-4** **8-5**。これらのガイドラインは、多発性硬化症の患者の追跡調査にもとづくものである。

8-4 多発性硬化症の人々は何を知りたがっているか?

- 一般的な情報
- どのような症状が予期できるのか？　現時点での予後
- 将来における障害
    ① 私は、最後は車椅子生活になるのか？
    ② 多発性硬化症は私の精神に影響を及ぼすのか？
    ③ 私は働くことができるのか？
    ④ 私はこの病で死ぬのか？
- 何らかの治療は存在するのか？
- 何が原因で多発性硬化症が生じるのか？
- 私の子供に影響はあるか？　将来の妊娠との関連
- 自助のための方策――適切な活動、運動、食事
- 連絡団体――多発性硬化症協会

8-5 多発性硬化症の診断を告知するにあたってのガイドライン

- 多発性硬化症の患者は、自らの症状に対する分かりやすい説明を望んでいるが、そのためにはほとんどの場合、患者に明確な診断を伝える必要が生じる
- 患者の多くは近親者ないし、友人が側にいることを望む
- 診断を伝える医師は、この病気についての充分な知識を有し、そして充分な時間を用意しなければならない
- 現時点での、向こう12カ月の見通しを医師から与えることが、患者にとって力になると考えられる
- 診断について話した医師は、事後の面談を約束しなければならない
- 地元の多発性硬化症協会についての情報と、この病気についての書面での情報を、患者に与えなければならない

　診断によって、患者の周囲の者も苦しんでいることを忘れないようにしたい。家族に何と告げたいのか、患者に尋ねること。とくに子供は、この病気について根拠のない恐れを抱くこともある。

専門の看護婦が、外来診療において時間の制約なしに患者と話をし、カウンセリングを行なうとよいだろう。書かれた情報や専門のビデオがあると、患者が自宅で参照するのに非常に役立つ。近日中にもう一度面談をする約束をし、患者がより落ちついた精神状態で質問をする機会が持てるようにすることも大切である。

多発性硬化症協会などの自助団体[16]が、援助と情報提供を行なっているが、これを性急に勧めてはならない。近親者、友人、あるいは専門家が、善意からであっても、患者が処理しきれないほどの助言や情報を押しつけてしまう可能性があり、また、多発性硬化症協会の地域支部を訪ねることによって、診断を下されたばかりの患者は、意気消沈してしまうこともあるからである。

カウンセリングは有益だが、簡単にできるものではない。「悪い知らせ」を伝える訓練と経験を積んだ者でなければ、この、死別に匹敵するような悲しみを、患者が克服する援助となりえないだろう。どんなに経験豊富な神経学者であっても、病状の悪化の過程を予測することは不可能であり、また精密検査もほとんど経過の予測には役に立たないのである。

———我々はどのような情報を与えることができるか？

多発性硬化症は、イギリス国民の1000人に1人が罹患する慢性の神経系の病気である。原因は不明。現時点では、症状の多くに対症療法があるが、根治療法はない。

……多発性硬化症の経過

多発性硬化症の経過は患者によって異なり、予測が難しい。

初期においては、「症状の発生」と「完全な回復」を繰り返す。症状がある期間は24時間から12カ月と大きく幅がある[9]。症状の出現頻度は、研究報告によってばらつきがあり、年間0.1回から1.15回である[10]。症状の出現は、発病から最初の5年間、とくに最初の1年間に多い。

この病気は、発病後どの時点でも進行性のものとなりうる。第二次の進行は、約40％の患者で発病後10年以内に、60％の患者で15年以内に起こる。しかし、進行は不可避なものではない。McAlpineは、発病後すぐに診察を受けた

患者の33％は10年後でも良好、25％は15年後でも良好、20％は25年後でも良好であるとしている[10]。

最初の発症時から進行性であるケースは、10〜20％である。「進行性の疾患」と「発病時年齢」には明らかな相関関係がある。

……患者は就労できるか

発病から最初の5年間は、50％までの患者がフルタイムの仕事についており、70％までの患者が何らかの仕事が可能であるとされている。発病後15年までは、10〜25％がフルタイムの仕事についており、長期生存者の40％が何らかの実益に結びつく活動をしうるという。

働く能力を失なわせる主要な原因は「足の痙性麻痺」である。また、多くの患者が「協調運動障害」「括約筋障害」「疲労」などを併発する。

より多くの患者が就労できるようになるために、職場への交通手段の確保、在宅勤務の推進などが求められる。

……余命

余命を予測する時、最も大きな指標となるのは「障害の程度」である。多くの場合、多発性硬化症の直接的な影響による死亡ではなく、感染性合併症、あるいは関係のない病気によって死亡している。多発性硬化症の人々の余命は、20歳〜50歳の間に、多発性硬化症に罹らなかった被保険者に比べて6〜7年短いだけであり、50歳以上ではこの差は一層小さくなる[11]。多くの者が寿命を全うしているのである。

……病因

多発性硬化症の原因は分かっていない。環境的要因が働いていることが明らかになっており、この要因の影響を受けやすい者は罹患しやすい。多発性硬化症は、およそ15歳までに発症すると考えられている。

……妊娠

出産後3カ月間、再発の危険がわずかに高まる程度で、病気の全般的な経過が妊娠によって変わることはない。生殖能力には影響せず、自然流産ないし死

産のリスクが高まるということもない。分娩の合併症や授乳の禁忌もない。

……遺伝

多発性硬化症は、近親者に既往歴がある場合、罹患率が高くなる。発病するのは2名のみというのが普通で、その続柄で最も一般的なのは「きょうだい」である。患者の子供が発病するリスクは小さく、1～4％と考えられている。

……自助のための方策

現時点では、食事療法で病気の経過が変わるという科学的根拠はない。多価不飽和脂肪酸補助食品などは、実際には芳ばしい結果をもたらしてはいない。それでも患者の多くは、何か積極的な試みを実践したがっており、液体植物性脂肪や不飽和マーガリンを豊富に含んだ食生活をしている。

激しい運動が、多発性硬化症の症状を一時的に悪化させることもある。とはいえ、不慣れな激しい運動が、症状を再発させる要因ではない。一般的には、過度の疲労を避け、普通の生活を行なうよう勧めるとよいだろう。

◆15. 本症はわが国では比較的少ない。欧米で人口10万対20～60人であるが、わが国では10万対2～4人で、全国で約4,000名である。15歳～50歳（平均33歳）男女比は1.1～1.3で女性がやや多い。症状や経過については、イギリスの報告とほぼ同様と考えてよいだろう。

なお、本症は昭和48年4月に特定疾患（難病）に指定されており、治療費の公的負担や地域における診療、看護および療養上の指導なども他の難病に準じて行なわれている。（平成10年度末現在、交付件数7,509）

◆16. 全国多発性硬化症友の会
〒270 千葉県松戸市牧の原団地 一街区20-816 嶺岸方岸方　TEL.0473-85-1777

1　Poser CM, Paty DW, Scheinberg L, *et al*. New diagnostic criteria for multiple sclerosis: guidelines for research protocols. *Ann Neurol* 1983;**13**:227-31.
2　McLellan DL, Martin JR, Roberts MHW, Spackman A, McIntosh-Michaelis S, Nichols S. Multiple sclerosis in the Southampton District. University of Southampton: Rehabilitation Research Unit and Department of Sociology and

Social Policy, 1989.
3 O'Connor P, Detsky AS, Tansey C, Kucharczyk W. Effect of diagnostic testing for multiple sclerosis on patient health perceptions. *Arch Neurol* 1994;51:46-51.
4 Mushlin AI, Mooney C, Grow V, Phelps CE. The value of diagnostic information to patients with suspected MS. *Arch Neurol* 1994;51:67-72.
5 Elian M, Dean G. To tell or not to tell the diagnosis of multiple sclerosis. *Lancet* 1985;2:27-8.
6 IFNB Multiple Sclerosis Study Group. Interferon beta-lb is effective in relapsing-remitting multiple sclerosis. I. Clinical results of a multicenter, randomized, controlled trial. *Neurology* 1993;43:655-61.
7 McDonald WI. New treatments for multiple sclerosis. *BMJ* 1995:310:345-6. 8 Multiple sclerosis. A working party report of the British Society of Rehabilitation Medicine. April, 1993.
9 McAlpine D, Compston ND. Some aspects of the natural history of disseminated sclerosis. *Q J Med* 1952;21:135-67.
10 MatthewsWB, Compston DAS, Allen IV, Martyn CV (eds). *McAlpine's multiple sclerosis*. 2nd ed. Edinburgh: Churchill Livingstone, 1991.
11 Sadovnick AD, Ebers GC, Wilson RW, Paty DW. Life expectancy in patients attending multiple sclerosis clinics. *Neurology* 1992;42:991-4.

第9章

ガン患者

Michael Bennet
St James's University Hospital, Leeds

Dawn L Alison
MacMillan-Robert Ogden Senior Lecturer/Honorary Consultant in Palliative Medicine and Oncology,
ICRF Cancer Medicine Research Unit, St James's University Hospital, Leeds

　ガンは、三人に一人が生涯に経験する、一般的な病気である。イギリスでは毎年、四人に一人がガンで死亡している。医師は、ガンにはさまざまな形態があり、必ずしも死に至るものではないことを認識しているが、一般の人々は、出版物やメディアによって情報が普及しつつあるとはいえ、ガンの診断を「死刑宣告」ととらえる傾向が依然としてある。

　ガンの告知は、現在、西洋文化圏においては認知されており、診断および治療の詳細について率直に話し合うことが、患者にとって望ましい結果をもたらすことも、検証されている[1,2]。

　悪い知らせを打ち明けるのは難しいことであり、伝え方によっては、受け手の心に傷を残すこともある。患者は、告知が慎重になされることを望んでいるが、この配慮を怠ると、近親者までもが怒りの念を抱き続けることがある。

　医師にとって重要なのは、告知に臨む準備を整えること、そして自らのスキルを向上させる方法を考えることである 9-1 9-2 。「コミュニケーション・スキル」は、「学び、磨くことのできる技能」である[3]。近年、医学部のカリキュラムに、コミュニケーション・スキルの教育を取り入れる大学が増えつつあり、また、ガン患者の側で働いている医師も、この領域の教育から利益を得ることができる[4]。ビデオ、ロールプレイ、ディスカッションなどによる「相互教授法」が有効であり、そのための教材も揃っている[5~7]。

　患者は必ず、ガンの診断を「悪い知らせ」と受け止める。これは避けられな

いことであり、医師は、患者の反応を受け入れなくてはならない。Calmanによると、QOLは、ある人の「理想や期待と現実とのギャップ」を尺度として概念化することができるという[8]。これは、悪い知らせを告げる場面にも当てはまる。患者の状況把握が現実とかけ離れている時ほど、彼らは告知された内容を「悪く」受け止める[9]。

　患者が現実を直視できるように促すのが、医師の役割である。そのためには、患者が自分のペースで情報を消化できるように、様子をみながら面談を進めなくてはならない　9-3 。「ギャップ」が大きいほど、このこともより困難となる。情報を伝えるスピードが速すぎると、患者の順応を妨げてしまい、かえって否認を招くとされている[10]。

9-1　告知とは

- 臨床業務の一部である
- 「技能」として、学び、向上させることができる
- 患者とその近親者は、慎重な話し合いを望んでいる
- 知らせがどれほど悪いものであるかということは、患者の状況のとらえ方と現実とのあいだのギャップに左右される

9-2　より良い「告知のあり方」がなぜ求められるか

- 患者の心理的順応を助ける
- 医師のストレスを軽減する
- 患者・近親者と医師が率直に話し合えるようにする
- 患者に発言を促すことで、治療方針の決定権を患者に与えることができる

9-3　告知をするときの目標

- 「悪い知らせ」は「良い知らせ」ではありえないことを心にとめる
- 患者の現状把握と実際の状況とのギャップを埋めていくことが課題である
- 患者が理解するペースに合わせて、情報を伝えるスピードをコントロールする

患者に対する「ガンの告知の方法」について、我々の経験や他からの助言をもとに、以下に述べたい。これらの手法は、さまざまな臨床的状況に応じて変更が可能であり、また、ガンのケースのみを意図したものではない。

───面談に向けての準備

患者に恐怖感を与えないためには、充分な準備と時間が不可欠である。例えば、外科医が難しい特別な手術を、不適切な時間帯、情報、設備のもとで行なったとしたら、長期にわたる合併症などを含め、最悪の術後経過が予測されることになろう。悪い知らせを打ち明ける際にもこれと同じことが起こるのである。

患者に心の準備をさせるには、診察の早い段階から、悪い状況の可能性を知らせておく。例えば、検査の予定が組まれている時は、実際的で率直に話すほうがよい。医師が、臨床的に疑いのある悪性腫瘍を検査によって確認できると考えているのであれば（たとえ、悪性腫瘍以外の診断があり得るとしても）、患者にそれを伝えたほうがよい。「私は重い病気を心配しています。検査で確認したほうがよいでしょう」というように。それにより、患者が検査結果をどれだけ知りたがっているのか、次回の診察に近しい者の付き添いを望んでいるか、などを見きわめるための会話を持てる。

患者を「不必要に恐れさせること」と「嘘によって安心させること」とのバランスをとることは難しい。しかし、ありきたりの言葉で嘘の励ましをする余地はない。それは後々、医師への信頼を失わせることになるからである。

───面談を始める

医師は、どんなに困難な事情があっても、ことを急いてはならない。患者に会う前にチャートを丹念に読み、正しい情報が載っていることを確認する。悪い知らせが検査結果しだいである場合、医師は書面のレポートを自分の考えに従って読み、手渡すことができるようにそれを手元に置いておく。レポートについての他者の解釈を用いると混乱につながることがある。

プライバシーに配慮し、独立した部屋を用意する。患者にかかわる看護者が

立ち会っていると、告知後、患者と近親者に対して継続的なサポートを与えることができる。面談の際、患者が近親者の同席を望む場合は、可能な限り希望に沿うこと **9-4**。また、悪い知らせについての話し合いをテープ録音することの利点が報告されており[11,12]、状況によっては用いる価値があろう。

9-4 面談に向けての準備

- 面談をきちんと行なうための時間を作ること
- 適切で正確な情報を確保すること
- プライバシーを確保すること
- 自己紹介をし、同席している他者の、患者との関係を確認すること
- 腰をおろし、アイコンタクトを図ること
- 患者が一人である場合は、患者が望むなら、近親者が到着するまで可能な限り待つこと

これは気の重い場面であるが、初対面の患者に悪い知らせを告げる場合は、端的に自己紹介するとよい。握手をし、「私は医師のスミスです。あなたが先週お会いしたジョーンズ医師の同僚で登録医（register）をしています。」と名のることで、患者はその医師の位置づけを理解できる。患者と医師がすでに顔を合わせていた場合であっても、患者は不安のあまり医師の名前や顔を覚えていないこともある。

同席している付き添い者に対しては、誰であれ名前と間柄を確認し、忌憚のない話し合いを彼らに聞かれてもよいのか、患者に確認しなくてはならない。

医師は患者とほぼ同じ高さになるよう腰を下し、視線を合わせる。そわそわしたり、時計を気にしたり、診療録を覗きこんだりというような、ラポールを損なう仕草を避けるため、あらかじめ面談に割ける時間を知らせておくとよい。

── 患者の来歴を知り、今後の対策を練る

病気について患者がどう解釈しているかを理解するために、症状、これまでの検査の結果、そしてどんな治療を受けてきたのかについて尋ねる。率直な質問をし、答えを待つことによって、患者が何を考え、どのように感じてきたの

かを確かめることができる。

　患者の現状理解に対して、直接的に尋ねる必要が生じるだろう。例えば、「これまでのあらゆる検査結果を、あなたはどのように理解していますか?」という質問である。

　患者は前回の診察で、誤ったかたちで安心していることもあり、医師にとってはこの面談の時が、患者のとらえ方と現実とのギャップを見きわめる機会となる。

　反対に、患者が悪い知らせを充分に予期しており、ギャップが小さく、仕事が容易なこともある。

　患者の理解度が明らかになった時点で、病気についての詳しい説明や最新の検査結果を知りたいかどうか、患者に尋ねる。答えはおそらく「はい」であろうが、ときには「知らないでおきたい」ということもあり、そのような場合、医師はその意思を尊重すべきである。患者に情報を押しつけてはならない。

　患者の病気に対する向き合い方は、後に変化することもある。それは、病気の期間を通じて、あるいは面談の最中にでさえも、患者の心理は変わりうるからである。

──告知を始める

　さらなる情報を望むという患者の意志を確認したうえで、告知を進めていく。
　その場にふさわしい非言語的なコミュニケーションを図り、優しくしかも威厳のある声で説明を行なうとよい。
　「重大な問題があることを心配しています。」といった予告を与えたのちに、しばらく間を置く。こうすると、患者は知らせに対する準備ができるようになる。先を聴く心構えができると、患者は説明を求めてくるものである。そこで初めて詳細を伝える。また、婉曲な言いまわしもときには有益ではあるが、混乱を避けるために、いずれかの時点で「ガン」という語を用いたほうがよい **9-5** 。「ガン」という語を用いると、患者が診断に対して否定的になると考える者もいるが、最近の研究によって、それを打ち消す証明がなされている[13]。
　告知が済んだのち、医師は、患者が何を理解したのか確かめなくてはならない。理解されていない部分があれば、それがどんな事であっても、もう一度伝

えなおす。図表、画像、あるいは比喩を用いて説明してもよいだろう。

以上をふまえたうえで、医師はまた、どんな患者であっても、このような場面において詳細を理解するには限界があることを念頭に置き、患者のペースを尊重するよう努めなければならない。そこで、改めて説明する機会をもうけるように提案することが望ましい。

> **9-5 告知にあたって**
>
> - 現状に対する患者の認識と現実とのギャップを見きわめる
> - 患者の「克服の仕方（coping strategy）」を引き出す
> - 患者が望んでいることを確かめてから情報を与える
> - ゆっくりと説明し、「ガン」という語を用いる前に、それを匂わせるような言葉を述べておく
> - 患者の理解を頻繁に確かめる

精密検査の結果を説明するにあたっては、単純化した解剖図を用いるとよい。このときレントゲン写真を見たがる患者もいるが、悪い知らせを打ち明ける場合、医師は、そのような画像を見せる前にまず、患者の「克服の仕方」をチェックするべきである。レントゲン写真を見せない方がいい患者もいれば、積極的に知らせた方がいい患者もいるのである。

ガンの画像は、病気を明確に認識させるものである。このことが恐怖となってしまう患者もいる一方、心理的な戦いの標的として捉える患者もいる。

逆に、自分のガンを大きく、圧倒的なものとして捉えていたところ、実際は想像していたものよりずっと小さいということが分かって、大いに安心する患者もいる。

患者の反応に対応する

……泣く

患者の多くは「ガンに罹っている」と聞くと、泣きだす。このとき医師は、当惑した様子を見せてはならない。泣くということは当然の、普通のふるまいであると、それとなく知らせるべきである。ティッシュペーパーを用意してお

き、また、患者が平静を取り戻すまで話を慎む。それは患者への共感を示すことになる。患者に触れることを良しとする医師もいるが、そうは感じていない医師もある。これは個性によるであろう。

……怒り

怒りは非常によく見られる反応である。怒りを鎮めるために医師が援助できることは、患者に耳を傾け、患者の感情にはけ口を与えることである。客観的かつ冷静な態度を保つこと。患者のほとんどは、決して医師にではなく、「知らせ」に対して怒っているのにもかかわらず、その知らせを伝える者を非難するものなのである。防衛的になってはならない。

……沈黙

告知された内容をすぐには飲み込めずに、患者が黙り込む場合がある。医師としては気まずさを逃れるために、情報を先へ進め、沈黙を破りたいという衝動に駆られるものである。しかし、会話を再開する準備ができたという徴候が、患者に現れるまで待つべきである。それは例えば、再び医師と目を合わせる、さらなる質問をするというような様子から判断できよう。

「これを受け止めることはとても辛いことですね。」などと言葉かけて確認をしてもよい。このとき、偽りであっても望みを与えたいという誘惑が生じても、それは決してすべきではない 9-6 。

9-6 告知に対する患者の反応に対応する

- 悪い知らせが消化され、反応が現れるための時間をみる
- 患者の立場を理解し、気まずさから患者の反応に言及することは避ける
- 防衛的になったり苛立ったりしてはならない
- 患者の多くは、数分後には医師と再び向き合えるようになる。

──患者は何を心配しているか

情報を打ち明け、患者の感情を理解したならば、医師は、先のことに関する

話し合いの前に、患者の心配事をはっきりさせておくべきである。

例えば、「痛み」を心配する患者がいるかもしれない。可能な限りの最高の治療をし、困難な症状をコントロールするために最大限の努力を払うと伝え、安心させなくてはならない。

治療について質問をする患者もいる。手術、放射線療法、ないし化学療法について話してもよいが、患者が詳細を飲み込めそうにない場合には、のちの面談で説明する方が望ましいこともある。

患者が何らかの治療法について知識をもっていることもあるが、誤解していることも多いので、考えられる副作用について注意深く説明しなくてはならない。

治療の効果を誇張してはならない。失敗に終った場合、怒りや苦悩に結びつく可能性があるからである。

——予後について話し合う

余命に関する質問が多くの患者から発せられる。「私はあとどれくらい生きられるでしょうか?」という質問に対しては、はっきりとした予測は避ける。

MaguireとFaulknerは、患者と近親者が、「残された時間」を信じ込み、それに合わせて生活設計することの問題を強調している[14]。予想よりも早く患者が悪化した場合、患者はだまされたと感じ、自ら立てた目標が達成できないことに苦しみを覚える。予想外の寛解があっても、もはやその時間を「自分の生」として生ききるだけの心理的、身体的な余裕が残っていないことがある。

余命については不明確であると答えたほうがよい。しかし例えば、「おそらく何年というよりは何カ月といったところでしょう。でも何週間ということはなさそうです。」などといった、おおまかなコメントに救われる患者もあろう。こう述べたあとには、状況が明瞭でないことを再度確認しなければならない。患者・近親者は、どんなに曖昧なかたちで情報が与えられようと、「何週間」ないし「何カ月」というように、余命を特定してしまいがちだからである。

この時点では、実施可能なあらゆる治療の目標を話し、「治療を行なう」ことは「治癒させる」こととは違うのだと、念を押す必要がある。治癒が不可能な場合、そのことを慎重に伝えるべきである。

「私は死ぬのでしょうか?」という質問——これは、患者が勇気をふりしぼっ

て発した言葉だということを心にとめ、正直であるように努めること。「ガンはあなたの生命を短くするでしょう」というような答え方をすれば、患者がより詳細について尋ねたい場合、それが可能となるわけである。

　病気の進行を示す自覚症状にはどのようなものがあるか、質問する患者もいる。その場合、患者が体験すると予測しうる症状について述べなくてはならない。しかし例えば、「息切れがひどくなり、疲れやすくなることに気づくかもしれません。」というような、恐怖を抱かせるような詳しい表現は避ける。この場面は、患者が抱いている諸々の不安を聞き出し、それぞれに対処するチャンスでもある。「近親者がガンによる痛みのうちに亡くなった」というような昔の記憶が、患者の恐れの大きな源となっていることもある 9-7 。

9-7 予後について話し合う

- 患者が行く末に対して抱いている心配を特定する
- 提案する治療については現実的に述べる
- 余命を断言しない
- 患者が最終的にはその病気で死ぬことになるのであれば、悪化の兆候と症状の説明を申し出る。しかし恐れを抱かせるような詳細は避けること
- 患者が現実的に期待できることを示す。例えば症状のコントロール、短期間の寛解、自宅での時間など

9-8 陥りやすい過ち

- 時間や情報の不充分
- 患者側の状況理解を明確にしない。また、苦悩を克服する手立てを確立しない
- 患者のペースではなく、医師のペースで告知してしまう
- 応答や質問をする時間を与えない
- 先行きについて、あたりさわりの無い言葉で安心させようとする
- 近親者と口裏を合わせて、患者に嘘をつく
- 「否認」がもとで状況が困難になっているにもかかわらず、患者・近親者が現実に立ち向かうための援助を怠る
- すべての望みを奪ってしまう

面談の終了

以上を話し終えたならば、そろそろ面談を終わらせることを患者に告げ、他に不安や疑問がないかどうか尋ねる。今後も援助していくことを約束し、ただちに次の診察予定を組むべきである。

悪い知らせを聞きたがらなかった患者も、日が経つと、告知に臨む準備ができてくることもある。このような患者の変化はよくあると覚えておくこと。医師に連絡をとる方法は、詳しく教えておく。

看護婦の同席が、相談の場面で助けになる患者もいるが、すべての患者に当てはまることではない。

患者が面談中に話したことを、医師が診療録に読みやすく書いておくと、チームワークが円滑に働く。例えば、「患者は、胃ガンで、治る見込みはほとんどないと告げた」という書き方のほうが、「診断と予後について話し合った」よりも具体的で分かりやすい。

かかりつけ医（GP）やコンサルタントへの報告書には、患者に話したことを必ずはっきりと記述する。患者のかかりつけ医には簡単に電話連絡しておくと非常に良い。かかりつけ医が患者の心理状態をチェックしたり、自宅に赴いて患者と家族にサポートを与えたりできるようになるからである。

患者・家族に悪い知らせを告げることは、医師にとって大きなストレスになり、心を動揺させる仕事である。可能なかぎり、次の仕事に取りかかる前に少しの休みをとるようにしたほうがよい。

困難な領域

……否認

否認は、自分に与えられた情報に順応できないときに働く、正常な心理過程である。しかしこれが原因となって、患者・近親者が大きな苦悩を感じたり、家族のメンバーにとって重要なことがらを患者が無視してしまう場合は、問題となる。

否認を打ち破る適切な方法は、患者の言い分を細やかに、また大胆に聞き出し、「実際の症状」とそれに対する「患者の説明」との「矛盾」に直面させる

ことであろう。それによって患者は、否認という姿勢からガンを受容するにいたることができる。診察のたびごとに質問をする機会を与えなくてはならない。

……近親者との「示し合わせ」

医師と近親者が示し合わせて、患者に病名を告げなかった場合、患者は、孤独感とともに死を迎えることがある。近親者は、秘密をかかえることで非常な重圧を感じてしまう。患者に不安と疎外の苦しみを味わわせないようにするためにも、そしてまた、口裏を合わせることによって患者に心を開くことを妨げられたため、近親者が複雑な喪失感を抱くことのないようにするためにも、病名を隠す「示し合わせ」はしてはならない。

「臨床的情報はまず患者と話し合い、そのあとではじめて、患者が医師に許可を与えた場合には、近親者と話し合うべきである」という重要な倫理原則がある。現実には、医師が患者に会う機会すらないうちから、患者に悪い知らせを告げないよう近親者から求められることもある。ふつう、近親者は、患者が事実に打ちのめされて、絶望してしまうことを恐れており、また、患者への告知が無神経になされることを心配している場合もある。

このような時、医師は、親近感と安心感を与えつつ、一方で毅然とした態度をとる必要がある。倫理的な原則について知っている人は必ずしも多くはないので、これを説明することで説得できることがある。

また、患者が診断名を知らないがために起こりうる問題を説明し、できるかぎり慎重に患者と話し合うことを約束するとよい。

「ガン」という診断を聞いて動揺するのは自然な反応であり、多くの人々はその知らせに順応している、と指摘することも役に立とう。

最後に、もしも患者本人から「悪い知らせは聞きたくない」という明確な意思表示があった場合には、それが尊重されることを近親者に保証すべきである。

……文化的相違

それぞれの文化的集団は、医療情報の開示ということに対して相異なる立場をとっている。このことに医師は注意を払い、患者の考えを尊重する心構えをしておく必要がある。

言葉の壁があり、近しい近親者が通訳するよう求められている場合には、そ

れを行なうことを近親者がどう感じているのか確かめる。価値観の違いによって容認できない行為と判断されると、患者へのメッセージを通訳者が変えてしまうこともあるのである。

　この件は本章の目的とするところよりも、より詳細な分析が必要とされる、複雑な領域である。

事例1

　週末の当直担当の若い医師が、子宮頸ガンの確定診断がついているが、その診断がまだ告げられていない若い女性を診るように呼ばれた。患者は、何が悪いのか尋ねてきている。

その医師にできることは
- カルテを注意深く読み、情報を正しく理解しているかを確認する
- 患者に自分が誰であるか説明し、また自分は助けを与えようとしていると説明する
- できれば二人きりになれる場所で、患者とともに腰をおろし、彼女が自分の症状とこれまでの検査について何を理解しているのか見きわめる
- 結果について医師が説明することを望んでいるか、患者に尋ねる。さらに近親者に居合わせてもらいたいかを尋ねる
- 彼女が望む場合は、本文中に概説された方法で告知を行なう
- 話し合われたことを正確に記録する
- 患者を担当しているチームが職場にきたら、彼らに報告する。患者の望みに応え、注意深く告知した場合には、医師が非難されることは少ない

事例2

　肺ガンの中年男性が化学療法を受けていたものの、最新のCT画像は明らかな悪化を示している。患者は、外来患者に混って、顧問医からスキャンの結果を聞くのを待っている。

顧問医にできることは
- その患者と初対面である場合は、自己紹介する

- 自分の病状について患者が何を理解しているか、またこれまでの治療の効果をどのようにとらえているかを見きわめる
- 期待されていたほどには好ましくない結果であると患者に知らせる
- 患者が詳しい説明を望んでいるかどうか見きわめる
- 求められたら、画像を詳しく説明する
- 患者に求められた場合、他の処置と予後についての話し合いを続ける。あるいは、次回の外来診療で会うことを提案し、先行きについて話し合う前に患者の気持ちが整理されるのを待つ

事例3

背中に痛みのある年配の男性が、かかりつけ医による血液検査を受けた。血清前立腺特異抗原は、転移性前立腺ガンと一致していたが、患者の妻から電話があり、彼に対して悪い知らせは決して告げないように依頼してきた。

そのかかりつけ医にできることは
- 妻の夫に対する心配に理解を示し、慎重に対応するつもりであると説明する
- 倫理的立場をおおまかに話す、すなわち、夫には、もし本人が望むのなら知る権利があるが、医師が情報を夫に押しつけることはないという
- 現時点で状況を知らせてしまう方が、後の段階、例えば症状がひどくなった場合に夫が不信感を抱くというリスクを負うより好ましいと妻を説得する

患者と会ったときに、その医師にできることは
- 診断として可能性のあるものについて、患者が何を理解しているか見きわめる
- 血液検査の結果が意味することを知りたいかどうか、また妻に居合わせてもらいたいかを尋ねる
- 求められたら告知する
- 患者が望んだ場合は、実施可能な治療法について説明する
- 妻がその場に居ない場合、あらためて妻の同席のもとに会うことを申し出る

1. Cassileth BR, Zupkis RV, Sutton-Smith K, March V. Information and participation preferences among cancer patients. *Ann Intern Med* 1980;**92**:832-6.
2. Blanchard CG, Labreque MS, Ruckdeschel JC, Blanchard ED. Information and decision making preferences of hospitalized adult cancer patients. *Soc Sci Med* 1988; **27**:1139-45.
3. Maguire P. Can communication skills be taught? *Br J Hosp Med* 1990;**43**:215-6.
4. Maguire P, Faulkner A. How to do it - improve counselling skills of doctors and nurses in cancer care. *BMJ* 1988;**297**:847-9.
5. McManus IC, Vincent CA, Thom S, Kidd J. How to do it - teaching communication skills to clinical students. *BMJ* 1993;**306**:1322-7.
6. Cassidy S, Burns G, Smearden K.. *The cancer journey* (video cassette). Professional Video Productions c/o British Gas plc, South Eastern, Katherine St, Croydon CG9 1JU.
7. Faulkner A, Maguire P. In: *Talking to cancer patients and their families.* Oxford: Oxford University Press, 1995; pp 187-94.
8. Calman K. Quality of life in cancer patients - an hypothesis. *J Med Ethics* 1984;**10**: 125-7.
9. Buckman R. *How to break news*. London: Pan Books, 1994; pp 11-2.
10. Maguire P, Faulkner A. How to do it - communicate with cancer patients. 1. Handling bad news and difficult questions. *BMJ* 1988;**297**:907-9.
11. Tattersall MH, Butow PN, Griffin AM, Dunn SM. The take home message: patients prefer consultation audiotapes to summary letters. *J Clin Oncol* 1994;**12**: 1305-11.
12. Hogbin B, Fallowfield L. Getting it taped: the bad news consultation with cancer patients. *Br J Hosp Med* 1989;**41**:330-3.
13. Dunn SM, Patterson PJ, Butow PN, Smart HH, McCarthy WH, Tattersall MH. Cancer by another name - a randomised trial of the effectiveness of euphemism and uncertainty in communicating with cancer patients. *J Clin Oncol* 1993;**11**:989-96.
14. Maguire P, Faulkner A. How to do it - communicate with cancer patients. 2. Handling uncertainty, collusion and denial. *BMJ* 1988;**297**:972-4.

第10章
「問題患者」(難しい患者)と向きあう

Sam Smith
Honorary Lecturer, Department of Primary Care, Whelan Building, Liverpool

「問題患者」(難しい患者)をとつきあっていく際に、医師が最初に行なうべきことは、患者から向けられた否定的な感情を受け入れることだと言われている[1,2]。そうしないと、患者から逃げようとするあまり、必要もなく他へ紹介したり、不要な検査を行なったりすることになる。

担当の医師から「難しい」と言われる患者とは、以下のような特徴をもっている。すなわち急性や慢性の問題を抱えて頻繁に診察に訪れ、多くの投薬がなされ、多くの検査が指示され、頻繁に別の医師の見解を求めて他へ紹介されるというものである[3,4]。このような患者は、過去に受けてきた医療行為の量を示す「分厚いファイル」[5]によって見分けることができるが、いわゆる「問題患者」の特質を明らかにしようと多くの試みがなされてきた[4,6~8]。ところがその結果、この種の余計な、しばしば臨床的には不要の行為は、医師‐患者関係[17]に由来するものであり、責任は両者にあるということが、次第に認識されるようになってきた[2,9~12]。実際、診療の成果は一般に、医師と患者、双方の行動に、かなり左右されるものである。このことは事実、医療データ[13]にも、また患者のコンプライアンスや満足感にも反映される[14~16]。

そこで、着目しなければならないのは、問題患者の特長だけではなく、医師‐患者関係の相互関係によって形成される、患者と医師双方の特長なのである。患者に欠点を想定して追究するよりも、診療のあり方そのものに問題を探るべきである[17]。

医師と患者の態度や、相手に対する期待には、「社会的な力」が影響を及ぼすことも考察されなければならない。この影響は必ずしもうまく働くわけでは

ない。「医師」・「患者」という社会的な「役割」には互恵性もありうるが、それを当然と見なしてはならない[18]。医師と患者は、社会的規範という圧力に順応しながらも、人間として独特な個性を表出する存在であり、診療の場にも個人的・特異的な性質を持ち込むものである。それぞれの人格は、臨床における相互作用の「過程」と「成果」に、劇的に作用するのである[17,19]。

　本章では、「難しい」患者にともなう問題を捉えなおすことによって、「問題患者」という呼称を払拭するよう試みたい。患者に対する否定的な感情がなくなり、本来不要の「分厚いファイル」が少なくなったとすれば、診療の質や成果に改善があったと考えてよいだろう。

10-1　統計的にみた問題患者の特徴

- 年配である
- 離婚している、あるいは夫に先立たれていることが多い
- 女性が多い
- 頻繁に診察にやってくる
- より急性の問題
- より慢性的な問題
- より多くの投薬
- より多くのX線検査、血液検査、他への紹介
- 分厚いファイル
- なおかつ扶養は受け続けている

———問題患者の特質

　問題患者を特定するような、一定の医学的基準が設けられたことはない[3]。ただ言えることは、問題患者は女性であることが多く、はっきりとしない身体症状を訴えるが、それらは経過によって絶えず変化し、器質的な根拠はまったくないように見える[2]ということである。

　また、膨大な医療を受けているにもかかわらず、問題患者はそこからほとんど利益を得ていないように振舞う。患者は担当の医師に対して、反感、恐れ、さらには敵意さえも抱くことがある[6]。このような強い感情が向けられると医

師は、患者に「しょぼくれ[7]」、「ブラック・ホール[8]」、「おいぼれ」、「だめ人間[12]」その他、侮辱的なあだ名をつけたくなるものである。

しかしステレオタイプ化して、このような烙印を押してしまうと、患者に対する偏見から、問題に対する「対応の幅」を狭めることになる。問題患者は、「異常な疾病行動や身体症状を呈するものだ」とか、「人格に障害があるのだ」と片付けられてしまうことが多い。

……異常な疾病行動

身体医学的モデルによると、「症状」とは、患者の身体的ないし精神的疾患の「結果」として主観的に経験されるもの、とされている。さらに、西洋医学的には、身体における変化と精神状態と行動とのあいだには、呼応や関連があると認識されている[20]。つまり、症状とは、疾病が存在するときにのみあらわれるものであって、患者には適当な医学的処置がつねに可能であると強調されている。

とはいえ、症状の自覚やそれへの反応は、人によってさまざまに異なるということが明らかになってきている。ところがこれを否定するために、Mechanicは「疾病行動」という概念をもちだした[21]。この概念はPilowskiによって拡張され、「疾患がないのに症状が出現する」、あるいは「疾病の重さに不釣り合いな自覚症状を訴える」ことまでを指すようになった。

この考え方にもとづけば、ささいな、あるいは根拠のない身体の苦痛を訴える患者は、「異状な疾病行動を呈している」とみなされて、医学的合理性のうちに捉えることができる[22]。さらに、そのような症状には精神医学的要因があるとされ、医学的モデルにはめ込まれてしまう。

しかしこのような「医師/疾病」中心のアプローチは、昨今、批判されるようになってきている[18]。

……身体化（somatisation）

身体化する患者とは、「実証可能な器質的要因を欠いた身体的症状、あるいは客観的な医学的所見から予想されるものを大きく超えるような身体的症状を頻繁に訴える者」と定義される[23]。

このような患者は、しばしば医師から「問題患者」のレッテルを貼られてし

まう。しかし「異常な疾病行動」と同じく、「身体化」は、数多くの患者行動によって疑問を突きつけられている精神‐身体、疾患‐症状という二元論を、切り崩しうる概念である。

身体化の決定要因は明確ではないが、おそらく文化的ないし家庭的要因に左右されるものであろう[23]。心理的症状を呈する者に比べると、身体化を呈する者は、抑うつ傾向が少なく、社会的不満・社会的ストレスのレベルは低く、近親者への依存度も低い。

彼らは「心の病」に対して冷淡な態度をとることが多く、心理的症状について医師の診察を受けることは少ない。また彼らは、現在の症状に対して医師を訪れる以前に、成人してからの「入院」を経験していることが多い[24]。

これらの所見がみられるにもかかわらず、身体化と精神的疾病——とくに「抑うつ」との間には明らかな関連があり[24]、医師の誤診から「身体的疾患がある」とされていることが多い[25]。

身体化は、しばしば「心気症」や「ヒステリー」などの概念と同義のものとして用いられている。しかし、心気症、ヒステリーといった用語は、確実な診断としてよりも、軽蔑的な意味で用いられることが多い。また、「身体化」がそれだけで診断名となりうるかどうかは疑わしい。というのも身体化は、一時的であれ、疾病の一般的な表れとしても、しばしば観察されるからである[22]。

……人格障害

人格に障害のある者は、患者であろうと医師であろうと扱いにくいものである。「人格障害」の定義自体、このまぎれもない事実に拠っている面もある[26]。人格障害とは複雑なテーマであり、ここでは二、三の点について言及するにとどめる。

人格障害の特徴の一つとして、「心理的防衛の堅固なメカニズムが、顕著かつ習慣的に働く」ということがある。このような「防衛機制」は、人格形成の初期の頃に持続的な不快状況があると、その影響から精神を守るために発達する[17]。率直なコミュニケーションをとることや、助けを求め、それを受けとる能力が大きく阻害されてしまい、自己や他者の認識の仕方を歪めてしまう。

とはいえ、問題患者のすべてが、「人格障害」という診断基準を厳密に満たしているということでは決してない。

> **10-2** 人格障害について
>
> - さまざまな程度の主観的苦痛、および社会性や行動上の問題と関連している場合が多い
> - この用語を「診断」として用いる際には慎重を期すこと
> - 問題患者のすべてが、人格障害であると診断されるわけではない
> - 医師にもまた、人格障害と診断されうる者がいる

―――**医師側の問題**

　医師は、患者と患者の抱える問題にかかわってゆくために、自分のパーソナリティーを抱えながら医学的な訓練を積み、その成果として、自分なりのスタイルを確立している。個々の医師が持つ「スタイル」は、彼らが診察にあたる際に、非常に一貫性を帯びるものであり[36]、これまでさまざまな方法で、その「タイプ分類」がなされている[14～16, 27～29, 36]。

　医師を分類する際、重要な観点となるのは、まず、どれほど「医師中心」もしくは「患者中心」であるかということである。患者本人の視点で問題を捉えようとする際に必要な、心理社会的ないしカウンセリング的アプローチを無視した、「狭義の医学的手法」に頼ってしまっていないかどうかが問われる。

　もう一つの観点は、「不確かさ」をどれだけ許容できるか、どれだけ進んでリスクを負えるかということである[29]。医師は、以下のような患者を扱うことを、非常に困難であると見なすのが常である。すなわち、頻繁に診察にやってくる者、感情的苦痛を強く示す者、器質的疾病からは説明できない症状を有する者、深刻な心理的問題をともなった慢性的な器質的疾病を有する者、医学的処置が効かない慢性の疾病を有する者などである[30]。

　個々の医師の個性もまた、患者の個性と同様に、臨床の成果を妨げる一因となりうるということを、念頭に置くべきである。

事例1

　心臓発作による夫の死のあとから、A夫人は自分自身、胸の痛みを感ずるようになった。「狭心症」との診断が下された。彼女は自分の心臓について神経症的に不安になり、胸の痛みのため何度か入院した。心筋梗塞は全く確認されなかった。

　彼女はかかりつけの医師を頻繁に訪れ、その医師は彼女が来ることをいやがるようになり、また彼女に対する治療法も何回も変更された。

　彼女が最後に入院した際、運動負荷心電図が行なわれていたが、結果は全く正常であった。このことが告げられると、彼女は、はじめは信じられないようだったが、その後、抑うつ状態になった。

　うつ病の治療のなかで、彼女は夫を失ったあとの恐れや未解決の悲嘆を話すことができた。そして、彼女の胸の痛みが再発することはなかった。

コメント

　A夫人がかかりつけの医師にとって難しい患者となったのは、彼女の不安、治療効果がなかったこと、命にかかわるかもしれない診断についても医師が疑いをもっていたためであった。入院の結果得られた情報があいまいだったために、彼女は、身体症状に目を向け続けざるを得なかった。このため、A夫人は否認という心理的防衛と夫の死を正視することを回避し続けたのである。

──医師・患者の相互関係

　以上、「患者と医師の諸相」を述べてきたが、もちろん、完全かつ充分に特徴を言い尽くしてはいない。とはいえ、これらの諸相は、患者の行動、医師の病気への対応の仕方の源となるものであり、重要である **10-3**。

　両者の姿勢が相容れないものである場合、そのことが臨床業務を混乱させることもある。例えば、医学的発想に慣れている医師は、患者から心理社会的な問題を感情的に表現されると、困難を覚えることであろう。

> **10-3 医師の態度**
>
> - 医師の態度が、臨床の成果を左右する可能性がある
> - 情報交換の場面では、実務的な態度をとるほうが、よいコンプライアンスに導く
> - 社会的・感情的なやりとりがあると、より大きな満足へとつながる
> - 医師の態度は固定される傾向がある
> - 患者と医師の態度に軋轢が生じると、問題を引き起こす可能性がある

　自己表現が主として身体に表れる患者にとって、心理社会的な質問に答えるのは難しい場合もあろう[17]。Hallが示すところによると、事実を忠実に伝える職務的な態度をとったほうが、医師と患者とのやりとりが円滑になり、患者が医師に協力するようになる。満足度は社会感情的なやりとりの多寡に大きく関係している[15]。

　生理学的な評価としても、機能的な効果という点でも好ましい結果は、以下のようなやりとりから生じる。すなわち、患者が主導権を握っていること、医師も患者側も頻繁に感情（肯定的、あるいは否定的でも）を表出していること、患者に質問されたことを医師が答えていくという形式であること——である[13]。

　反対に、医師中心の相互作用とは、Grolが明らかにしたように、症状に対する薬剤の処方が多すぎたり、心理社会的ケアが不充分であったりするものである[27]。身体的症状を医学的モデルに厳格に当てはめようとすると、身体症状への固執や過剰診療へとつながる可能性がある[31]。

——社会的な側面と個人的な側面

……社会的な側面

　患者にとっても医師にとっても、医療というものの恩恵や、それへの期待は、形式的な部分——例えば医学的訓練——だけではなく、社会的習慣などの非形式的な部分をも含めて形成されている。社会的な習慣とは、臨床の場面で医師・患者が演じる「役割」のことである。

　「診断を下す」「薬剤を処方する」「治療に協力し、従う」などといった双方

の役割には、ある種の「態度」が求められ、また「責任」が派生することになる。適切な目標を取り決め、それに同意する、ということをも含めて考えるならば、医師‐患者関係に社会的習慣が構成されているのは、臨床上の必要性があるからである[17]。

Armstrongが指摘したように、医師と患者の役割関係というものは、必ずしも常に心地よいものではない。患者は、医学的なモデルに上手く当てはまらないような症状を訴えてくることがある。しかしこのことは、患者が、たとえそれが医学的合理性を持つ言葉ではなかったとしても、自分の症状を論理的な言葉で説明できないということではないのである[18]。それゆえ、問題や説明についての共通理解を確保するための努力が払われなくてはならない。

この点に関して、患者側がその役割を果たすためには、ある一定の心理社会的な「たしなみ」と「成熟」が必要となるのだが、すべての患者がそのレベルに到達しているわけではないことを知っておくべきである。さらに、このような心理社会的な受容性というものは、疾病そのものの影響によって損なわれてしまう場合もある、ということも付け加えておきたい。

10-4 社会的および個人的な側面

- 医師‐患者の相互関係には二つの側面がある
- 社会的な面としては、「態度」、「相手への期待」、臨床場面における社会的な役割によって浮かび上がってくる「責任」などがある
- 個人的な面としては、「医師と患者のパーソナリティー」という観点から決定づけられる「相互関係のレベル」がある
- 両者の姿勢は、社会的および個人的な側面の影響が統合された結果である
- 社会・個人それぞれの側面は、相互に関係している
- 臨床上の失敗は、一方の側面において明らかになったとしても、他の側面に端を発している

……**個人的な側面**

医療の場面においては、前述の「社会的な側面」という次元でのやりとりとともに、一個の人格としての医師と患者とのやりとりが生じている。この次元においては、相手に対する反応は直ちに現れ、また絶えず変化する。そのよう

な反応は、「感情」として意識されることもあるが、無意識な行動を誘発することもある。

　例えば医師は、少なくともある程度までは、その使命をまっとうすることを自ら選んだ人間である。患者のためになろうという動機があり、医師としての役割を演じ続ける。しかし、個人的なモチベーションとしては、治療を「贈り物」のように患者に与えていることもあり、このような「贈り物」が患者から拒絶されたり、無視されたりすると、医師によっては苦痛や失望を感じ、その結果、患者に対する気持ちが薄れることもある。

　一般に患者は、感謝の気持ちを進んで持とうとすることが多く、実際、本当に感謝しているものである。しかし、「贈り物を受けとる」ことを喜べない個性を持った患者もいるのである。また、自分への治療は何であれ、贈り物というよりも「権利」であると見なす者もいる。

事例2

　Z医師は、自分の患者のために熱心に働く、親身のかかりつけ医だった。B氏という若い男性が、はっきりしない身体的症状と疲労のために頻繁に診療に来ていた。ルチーン検査結果は正常で、Z医師はカウンセリングとうつ病への投薬を中心に治療を始めた。

　B氏の症状は、はじめは改善し、感謝している様子だったが、まもなく症状が再発し、何も助けにはなっていないようであった。

　あるとき、彼は飲みきっていない薬を持参し、その薬は無駄だと言った。Z医師は、この患者に対する突然の嫌悪感に襲われたが、いらだちを隠し、B氏に精神科医を紹介すると話した。

コメント
　B氏がZ医師の治療を拒絶したことが敵意を生み、その感情は隠されはしたものの、他医を紹介するとの決定が早められた可能性がある。このことは一方で、B氏にとっては拒絶と捉えられたかもしれない。自分の感情を自分自身で分かっていれば、Z医師は、何も役に立っていないという事実に対して探求心をもち、二人が行き詰まってしまっていることを、建設的に話し合えたかもしれない。

……転移と逆転移

　発達初期における「環境」および「周囲との関係」に、ある程度の苦難と不満がつきまとうのは不可避なことである。その結果、無意識のうちに人間は、心理的防衛のパターンを獲得し、未解決の情動的葛藤を抱えこんでゆく。このような「防衛」と「葛藤」は、「転移」と「逆転移」という過程を通して、現在の対人関係のうちに頭をもたげ、再び過去を演じようとする[17]。

　特別に難しい「問題患者」と直面する場合、そのような情動の残留物が、再燃するような状況になりうる。すると、患者への思いやりが強い否定的な感情にとって代わられ、ときには憎しみを抱くことまである[6, 32〜34]。このような情動は抑制しうるかもしれないが、それには、患者に対する懲罰的な反応、怠慢な反応、あるいは拒絶的な反応などが無意識的に出てくるというリスクがともなう。

　一方、強烈な喜ばしい記憶、とりわけ性的な感情もまた、かたちは違うけれども同様に、専門家としての態度と行動を、不適切に歪めてしまう。

　人生の早い段階で、深刻かつ持続的な逆境——子供時代の身体的あるいは性的虐待などを経てきた人は、極度に強固な防衛を発達させる傾向がある。彼らは、被害者としての体験を内在化させる一方で、無力さ、救いのなさという感情から自己を防衛しようとして、強力な虐待者の諸側面もまた内在化させることがある。その結果、「被害者／加害者」というテーマが、彼らの、医師を含めた「他者」との関係において、支配的なものとなる。

　このような、被害者意識の強い患者が目の前に現れると、医師は図らずも加害者を演ずるように引き入れられる場合がある。患者は、人生における支配的な体験を繰り返すことによって、あたかも「予言」を自己達成しようとするかのように、ふるまうのである[17]。

　このような状況下で生じる感情は、目には見えないけれども強力なコミュニケーションの可能性が立ち現れている証しであり、この感情がきちんと理解されたならば、患者の苦悩に光を当てるチャンスとなりうるのである[6]。

　このように、診断・治療の成果が上がらない場合があったとしても、必ずしも「誤診」や「不適切な投薬」、あるいは患者側の「扱いにくさ」や「愚かさ」に由来するとはかぎらない。医師か患者、あるいは両者が、個人的葛藤や対人的葛藤を行動化していることに原因があるかもしれないのである。

事例3

　C氏は攻撃的で怒りっぽい若い男性。彼はある慢性の病気で通院していた病院で、受付け係や看護婦に怒鳴り散らすことで有名だった。ある日の診察の際、彼を受け持っているYシスターが彼をとがめ、言い争いの中で、彼を「自分の十代の息子にそっくりだ」と言った。C氏は、彼女が「自分の母親にそっくりだ」と答えた。

コメント
　受け入れることのできる行動に制限を設けることはもちろん適切で正当なことである。この場合、家族内で起っていた感情的な葛藤が、プロの看護婦／患者システムにおける「境界」を破ってしまった。病院でのC氏の態度は、両親に対する根深い恨みから発しているものであった。
　Yシスターの対応は、自分自身が抱える息子との問題によって、好ましくないものとなってしまった。この相互作用の影響から、YシスターはC氏と衝突してしまったのである。
　言い争いの中で一方的なとがめだてをしても、効果がない場合が多い。背後にある感情的問題を理解しようと努め、落ち着いた、慎重な接し方を心がけるべきである。「境界の問題」には充分な注意を払わなければならない。

……率直な交流、複雑な交流

　医師 - 患者間の相互作用が、社会的・個人的次元の双方で、比較的調和のとれたかたちで進み、納得のできる適切な成果が得られているならば、医療場面における交流が率直なものであると見なしてよい。

　臨床の過程ないし成果が、納得できない場合や不適切だったりする場合、それは、交流のあり方が陳腐であるとか、一時しのぎ的であるというよりも、「複雑になっている」と考えたほうがよい[17]。

　「問題のある患者」を精神病理的と決めつけ、関係が複雑になっていることを患者のせいにしがちである。しかし、患者の（あるいは医師の）人格を問わず、「複雑さ」というものは、臨床の場面というコンテクストの上においてのみ生じ、患者と医師の相互作用に由来するものである。

　複雑さの原因を探るならば、社会的側面と個人的側面が互いにどう影響し合

っているかということに着目し、その相互作用のうちに探る方が有益であろう。

システム

　システム理論は幅広い応用が可能であるが、「問題患者」についても、「システム」という観点から捉えなおすことができる。あまりに厳密に医学的モデルを適用することによって生じる問題は、生物心理社会的モデルを用いることで回避することができる[35]。

　生物心理社会的モデルによれば、人体組織とは、原子におけるシステムから文化におけるシステムにまでまたがる諸システムの、「自然」の分類体系（ヒエラルキー）における一つのレベルを成しているにすぎない。これらの諸システムは、ヒエラルキー内における情報の流れによってつながっているが、ここでいう情報の流れは、レベルに応じてその性格を異にするものである。例えば、シナプスレベルにおいては分子情報、人間の言語というレベルにおいては、象徴的情報である。

　諸システム内部および諸システム間においては、規則性、恒常性、適応性を備えたプロセスが働いている。ある特定の病気は、ひとつのレベルに最初の影響を及ぼすが、情報の伝播とフィードバックを通じて、ヒエラルキー内の他のレベルにも作用する。このような見方は、症状と疾患を考える場合、「原因／結果」というように一元的に解釈せず、多因子的、全体論的に、また、患者中心の視点へと向かわせる。

　個人としての医師・患者を包含している臨床における交流もまた、医療の諸システムのヒエラルキーにおける一つのシステムと見なされる。それと同時に個々の医師・患者は、家族などの、システムにも同時に属しているため、一方のシステム内で起きたことが、他方のシステムに影響を及ぼし、また影響を受ける。

　例えば、「医療」というヒエラルキーの一つのレベルで、「経費を制限する」という決定が生じると、「臨床場面」というレベルでの患者と医師との相互作用に影響を及ぼすこともありうる。

　患者との困難な遭遇にがんじがらめになっている時には、その困難さの元となっているものが、関係する他のシステムに起因する対立から生じていること

もあると念頭に入れておくとよい[17]。

問題患者を扱うために

……予防的措置——臨床における交流のモニタリング

　患者に対する否定的な感情に気づき、それを受容することで、無益な対応を避けられるようになる。上述のように、医師のうちに否定的な感情が沸き上がるのは、以下の場合である。
　すなわち、患者が医学的モデルに適用できないような症状を示している場合、医学的な説明と世間的な説明が対立する場合、患者が治療に従わないないしはそれに対応しない場合、患者が患者に期待される役割を演じない場合などである。
　患者は医師に対して、以下のような場合に不満を抱く。すなわち、医師が耳を傾けない場合、情報を与えない場合、能力不足の場合、適切なかたちで患者と感情的な関わりを持たない場合などである。このような要因は主に、臨床における交流の「社会的な側面」のうちに存在するため、きちんと吟味することができ、またそれらを改善するための努力を図ることが可能である。
　医師‐患者関係の、さらに微妙な作用に対しては、防御しきれない場合もある。程度の差こそあれ、人間が他者を認識し、他者に反応するあり方は、過去における重要な対人関係や出来事に、無意識のうちに影響されているものであり、他者に対して歪んだ、非現実的な「役割」を投影したりすることもあるからである。
　居心地の悪い「役割」を演じてしまっていることから、否定的感情が発生していることもある。それは、医師ないし患者の自己認識のあり方とはかけ離れた「役割」であり、また、専門家としての医師‐患者関係とは相容れないはずのものである。
　例えば、患者が自分の医師を過剰に理想化し、医師が間違うことなどありえないと思い込むことがある。また逆に、患者が医師の与えるものは何もかも信用しないということもある。似たような心理作用から、医師が患者を子供扱いしたり、患者側の誤解をすべて患者の愚かさのせいにしたりして、患者に対して充分な尊敬の念を払わないこともある。

このような、医師 - 患者関係の個人的な側面に起因する要素は、当事者自身よりも第三者から気づかれることが多い。診察をビデオ録画し、それをもとに同僚と話し合うと、非常に有益である。

個人的な次元の関係性を観察するためには、どんな些細なことであっても、その場に相応しくないような感情・態度・行動を見逃さないというスキルが求められる。このことが、問題の早期発見につながるのである。

NortonとSmithは、公的な側面と個人的な側面が、相互にいかに作用し合っているか、認識することの重要性を強調している。例えば「治療に従わないこと」などのように、明らかに公的な領域において問題が生じていたとしても、その原因が、例えば「不信感」のように、個人的な領域のうちに存在することもある。

NortonとSmithは、「どこで」「どのように」「なぜ」、臨床における交流が複雑なものになってしまったかを見きわめるために、「交流における覗き窓（transaction window）」を用いる方法について述べている[17]。

事例4

問題のあるケースを話し合う場でビデオ録画された診察を見たのち、抑うつの患者D氏に対するX医師の接し方について、同僚がコメントした。
両者は気落ちしているように見えた。病気が悪性かどうかを調べるために、D氏を最近、病院に紹介しているにもかかわらず、それについて何も述べられていないことを、同僚が指摘した。診療記録は、実際、D氏が紹介先の病院へ行かなかったことを示していた。

次の会議で、X医師はD氏のことを取り上げ、D氏が、すべては無意味だと感じていたため、体調について妻にも家族にも話していなかったことを明らかにした。

コメント
X医師はD氏の抑うつを煩わしいものと捉えていた。おそらく、むなしさの感情が伝染して、X医師は、患者を他に紹介したということの重要性に目を向けなかったのであろう。検討会は、この行き詰まり状態を打開するものとして作用した。家族の協力を得ることによってD氏は病院に行くようになり、彼の精神状態において全般的な改善がみられた。

……関係修復のために

医師が精一杯の誠意をもって親身に努力した結果、もはや医療による援助には限界があると見なされるような患者のなかにも、なおも助けを求めている者がある。他の患者に時間を費やしたほうが合理的だとする者もいるが[7,8]、多くのケースにおいて、より積極的な対応が可能なのである[2,7,8,17] **10-5**。

例えば、必要であれば他の専門家も交えて、心理社会学的に検討してみるとよい。また、問題を同僚と共有することで、負担となっているものごとを顕在化させることができ、医療の場によく見られる「行き詰り状態」に対して貴重な洞察をひきだすことが可能となる。このような患者に対する一貫したアプローチを実現するためには、プライマリ・ヘルスケアチームおよび現場スタッフなど、他のメンバーの協力もあおぐ必要があろう。

これらの対応は、前述の「臨床における交流のモニタリング」を一層効果的にサポートするものでもある。

10-5 関係修復のための措置

- 診療記録を見なおす
- 意図しない「転移／逆転移」の影響をはっきりさせるために、医師と患者双方の感情・行動を見なおし、評価しなおす（ビデオの使用を考慮する）
- 患者や医師が、全く別の人間関係で葛藤をもっていないか探る
- 何が問題であるかを話し合い、リストにし、順位づけをする
- ケアの実施、ケアの成果についての見通しに、現実的な限界を定める
- 治療契約を考慮する
- 家族の他のメンバーに加わってもらう
- 同僚や他の現場スタッフと話し合う

◆17. 医師‐患者関係 Doctor-Patient relationship は、Jonsen *et al* の *Clinical Ethics*（1986）以来、米国などでは Patient-Doctor ralationship——"患者‐医師関係"と表現されることが少なくないが、本書では原著者の記述どおり伝統的表現にしたがった。

1. Cohen J. Diagnosis and management of problem patients in general practice. *J R Coll Gen Pract* 1987;**37**:51.
2. Corney RH, Strathdee G, King M, Williams P, Sharp D, Pelosi AJ. Managing the difficult patient: practical suggestions from a study day. *J R Coll Gen Pract* 1988; **38**:349-52.
3. McGaghie WC, Whitenack RH. A scale of measurement of the problem patient labelling process. *J Nerv Ment Dis* 1982;**170**:598-604.
4. John C, Schwenk TL, Roi LD, Cohen M. Medical care and the demographic characteristics of "difficult" patients. *J Fam Pract* 1987;**24**:607-10.
5. Schrire S. Frequent attenders - a review. *Fam Pract* 1986;**3**:272-5.
6. Groves JE. Taking care of the hateful patient. *N Engl J Med* 1978;**298**:883-5.
7. O'Dowd TC. Five years of heartsink patients in general practice. *BMJ* 1988;**297**: 528-30.
8. Gerrard TJ, Riddell JD. Difficult patients: black holes and secrets. *BMJ* 1988;**297**: 530-2.
9. Anstett R. The difficult patient and the physician-patient relationship. *J FamPract* 1980;**11**:281-6.
10. Baughan DM, Revicki D, Nieman LZ. Management of problem patients with multiple chronic diseases. *J Fam Pract* 1983;**17**:233-9.
11. Crutcher JE, Bass MJ. The difficult patient and the troubled physician. *J Fam Pract* 1980;**11**:933-8.
12. Kuch JH, Schuman SS, Curry HB. The problem patient and the problem doctor or do quacks make crocks? *J Fam Pract* 1977;**5**: 647-53.
13. Horder J, Moore GT. The consultation and health outcomes. *Br J Gen Pract* 1990; **40**:442-3.
14. Hall JA, Roter DL, Katz NR. Task versus socioemotional behaviour in physicians. *Med Care* 1987;**25**:399-412.
15. Hall JA, Roter DL, Katz NR. Meta-analysis of correlates of provider behaviour in medical encounters. *Med Care* 1988;**26**:657-75.
16. Savage R, Armstrong D. Effect of a general practitioner's style on patient's satisfaction. *BMJ* 1990;**301**:968-70.
17. Norton K, Smith S. *Problems with patients: managing complicated transactions.* Cambridge: Cambridge University Press, 1994.
18. Armstrong D. Illness behaviour revisited. In: Lacey JH, Sturgeon DA, eds. *Proceedings of the 15th European Conference on Psychosomatic Research.* London: John Libby & Co Ltd, 1986; pp 115-9.
19. Balint M. *The doctor, his patient, and the illness.* New York: International Universities Press, 1957.

20 Fabrega H. The concept of somatization as a cultural and historical product of Western medicine. *Psychosom Med* 1990;52:653-72.
21 Mechanic D. The concept of illness behaviour. *J Chronic Dis* 1962;15:189-94.
22 Pilowski I. Abnormal illness behaviour. *Br J Med Psychol* 1969;42:347-51.
23 Lipowski ZJ. Somatization: the concept and its clinical application. *Am J Psychiatry* 1989;145:1358-68.
24 Bridges K, Goldberg D, Evans B, Sharpe T. Determinants of somatization in primary care. *Psychol Med* 1991 ;21:473-83.
25 Katon W, Kleinman A, Rosen G. Depression and somatisation, a review. *Am J Med* 1982;72:127-35.
26 World Health Organization. ICD-10 *Classification of mental and behavioural disorders. Clinical descriptions and diagnostic guidelines*. Geneva, WHO, 1992.
27 Grol R, de Maeseneer J, Whitfield M, Mokkink H. Disease-centred versus patient-centred attitudes: comparison of general practitioners in Britain, Belgium and The Netherlands. *Fam Pract* 1990;7:100-3.
28 Bucks RS, Williams A, Whitfield MJ, Routh DA. Towards a typology of general practitioners' attitudes in general practice: *Soc Sci Med* 1990;30:537-47.
29 Calnan M. Images of general practice: the perceptions of the doctor. *Soc Sci Med* 1988;27:579-86.
30 Sharpe M, Mayou R, Seagroatt V, *et al*. Why do doctors find some patients difficult to help? *Q J Med* 1994;87:187-93.
31 Grol R. *To heal or to harm: the prevention of somatic fixation in general practice*. R Coll Gen Pract Monogr, 1981.
32 Winnicott DW. Hate in the countertransference. In: *Through paediatrics to psychoanalysis*. London: Hogarth Press & The Institute of Psycho-Analysis, 1987.
33 Prodgers A. On hating the patient. *Br J Psychother* 1991;8:144-54.
34 Adler G. Helplessness in the helpers. *Br J Med Psychol* 1972;45:315-26.
35 Engel GL. A unified concept of health and disease. *Perspect Biol Med* 1960;3:459-85.
36 Byrnee PS, Long BEL. *Doctors talking to patients*. R Coll Gen Pract Monogr,1984.

第11章
心肺蘇生術の決定に際して

Kevin Stewart
Consultant Physician, Medicine and Elderly Care,
Royal Hampshire County Hospital, Winchester, Hampshire

　現在イギリスにおいては、心肺蘇生術（CPR）についての決定に、どの程度まで患者と近親者が関わるべきなのか、ということに関して混乱がある[1〜10]。
　本章の目的は、イギリスの一般病院で業務にたずさわる医師たちに、倫理的・法的原則にもとづく明確な指針を与え、彼らが以下の場面に立ち会った際の一助となることである。

- DNR（Do Not Resuscitate蘇生術を行なわない）の決定を下すのに先立つ、患者側の同意は、いつ得なければならないのか
- 同意なしにDNRの決定を下すことができるのは、どのような時か。
- いつ、患者の近親者に話し合いに加わってもらうべきなのか
- どのような情報を患者に与えるべきか
- 患者や近親者との意見の不一致がみられるとき、何をすべきか
- この問題は将来どのように変化してゆくか

この問題の背景にあるもの

　アメリカ合衆国においては、DNRの決定を下す前に、患者側の同意をとりつけるよう、以前から医師に義務づけられている[11]。また、患者に判断能力がない場合は、近親者が患者に代って決定権をもつという法律が存在する。これらは、医療における意志決定において、患者の自主性を尊重することを強調しているが、アメリカの医師すべてが、これに従っているわけではないのも事実

である[11,18]。

　イギリスでは、ごく最近まで、多くの病院が「蘇生」についての明文化された基準を持たなかった[3]。伝統的に、「イギリスの患者は自分のためになる決定をしてくれるものと医師を信頼しているので、そのような基準は不必要である」という考え方があったからである[12]。医師はしばしば無意味な苦しみから患者を救うために、患者に知らせることなく決定を下していた。このようなことは、後になって「言い訳できないパターナリズム（温情的干渉主義）」[11]と呼ばれるようになったが、おそらく幅広く行なわれていたであろう。

　近年のCPRに対する関心は、Health Service Commissioner[13]による1991年のレポートによって呼び起こされた。

　母親にDNRの決定を下されたことについて、その息子が経験の浅い医師に不服を申し立てたのだが、そのレポートは、息子の見解を支持するものであった。彼は、CPRの基準を明文化することが「先例のないもの」であったということに驚きを表わし、病院は基準をきちんと検討せよと提案した。

　英国医学協会およびロンドン王立医学会によるガイドライン[1,2]は、病院が基準を設定する参考にはなったとしても、現実に患者ないし近親者と蘇生についてどう話し合うか、あるいは意見の不一致がみられる場合に何をすべきかなどについて、実践的な助言を与えるものではない。

　DoyalとWilsherによるガイドライン[14]はより実際的であり、両氏は、アメリカ合衆国とは違って、「意志決定能力を欠く患者に代って近親者が決定を下す法的権利はない」との認識を示している。

　最近、イギリスにおけるDNRの措置に対する、初めての法的意義申し立てがあり、最高裁判所は、病院側のDNRの決定を下す権利を支持し、当該の病院に英国医学協会の指針[15]に則った方針を定めるよう勧告した。

　このテーマを扱った研究としては、主に年配の患者を対象にした小規模なものは数多くあるが[5~10,16]、大規模な研究は存在しない。そのような小規模な研究の多くは対象を限定し、患者・近親者・医師および研究者自身の混乱に焦点を当てている。ある論文の著者は、擁護団体が医師に対し、患者に求められた場合はCPRを実施する義務があると勧告したという、まったく事実に反する主張を行なった[8]。擁護団体はのちにこれに対して反論している[17]。

　イギリスの研究のほとんどは、退院間近な患者や外来患者へのインタビュー

にもとづく[5〜8,10]。しかし、退院できる患者や、蘇生について話し合うことのできる患者は、インタビューの対象としてふさわしくない。CPRの決定は「入院時」にこそ下される必要があるのである。「決定」が必要になる患者とは、言うまでもなく、「病院内で死亡する者」である。

他に、決定を下すのが難しい集団としては、「痴呆をともなう者」「入院時の状態が非常に悪い者」があるが、これらの患者はほとんどの研究からは除外されている。Gunasekera[6]は、当初研究に適すると考えられた患者716名中136名にしかインタビューできず、またPotter他[9]は、年配の患者すべてに入院時のインタビューを試みたが、その半数以上は、あまりに状態が悪いかないしは錯乱していたため除外された。同様に、Bruce‐Jonesとその同僚は、当初研究に適すると考えられた者のうち3分の2を除外しなければならなかった[16]。

退院を控えている患者でも、必ずしも話し合いに参加できるほど状態が良いというわけではなく、約4分の1が、その多くは錯乱のために除外されている[5,10]。

ほとんどの研究において、患者の希望を見きわめようとしながらも、CPRについて不充分な情報しか与えていない。CPRを望んでいる患者の多くは、CPRが普通は成功するものと思い込んでいる[5,6,9,10]。

患者にとって、CPRに関するおもな情報源は、テレビドラマであると思われるが[5]、テレビドラマは残念なことに、蘇生の試みを成功するものとして描いている。Diemとその同僚は[18]、彼らが調査したアメリカのテレビ番組において、CPRの試みがなされた患者の約3分の2が、退院できるぐらいに息をふき返しているということを見出した。しかしCPRの成功率は低く、退院に至る者は、一般に10〜20％とされている[19]。

Murphyとその同僚は[19]、予想される結果についての実情を含めた、CPRについての詳しい説明を患者に行なうことの重要性を訴えている。アメリカ人患者の41％がCPRを希望していたが、その結果について説明を受けると、CPRを希望する患者は22％に減った、とも報告している。

Liddleとその同僚[10]が調査した患者の56％が、CPRを「成功するもの」と思っており、MeadとTurnbull[5]が調査した患者の58％も同様に考えていた。この二つの調査では、CPRの概要のみが説明され、CPRの結果は説明されていなかった。

Potterとその同僚[9]は結果について話し合うことを明らかに避けており、ま

た他の三つの研究においては、患者に話した内容が明確でない[6~8]。

　もし実際の臨床において、これらの研究者が、その研究の中で患者に与えた情報をもとに、DNRの決定に対するインフォームド・コンセントを得ようとしていたなら、そのインフォームド・コンセントは無効だったと言ってほぼ間違いない。

　多くの患者は、深刻な身体的あるいは精神的障害、とりわけ痴呆がある場合は、蘇生術を受けることを望まないであろう。Rabertsonの患者[20]の75％は、「錯乱がひどく、家族や友人も分からなくなったときにはCPRを望まない」としており、また同様の例が他の研究においても確認されている[6~10]。

　イギリスの患者のなかには、医師に「パターナリズム的行動」を望んでいる者もいる。患者の14％から65％[5,6,10,16]は、CPRについての最終的な決定は、医師に任せるべきだと考えており、また患者の23％から34％[5,8]は、決定に近親者が関わることを望んではいない。入院にあたって年配の患者すべてと、日常的にCPRについて話し合うことを支持する研究者もいるが[5,9]、これは実行不可能で、現実には患者が望むことではない。

　Potterとその同僚[9]は、蘇生についての決定が最も必要であると思われた患者（状態の非常に悪い者、および痴呆をともなう者）を、決定についての話し合いから除外せざるを得なかった。

　MeadとTurnbull[5]は、話し合う能力のある患者すべてと日常的に話し合うという方針を支持しているが、一方で彼らの研究は、それが、患者の望むものであるということを示してはいない——彼らの患者の35％は決定に関わることを望み、14％は望まず、51％はどちらでもなかった。

　Liddle[10]の患者は、そのわずか28％のみが、「入院時に蘇生について話し合うことを望む」とした。

　Hellerとその同僚は、きちんとした方針を確立したが[21]、彼らの意図は患者、近親者、および地元の警察官に誤解され、その結果メディアによって誤ったかたちで伝えられた。

　実際においては、医師は、たとえ「自分は原則に忠実である」と公言していたとしても、CPRについて近親者と話し合うことはあっても[7]、患者と話し合うことは稀である[11]。

　総体的に、これらの研究は、一部の患者は決定により深く関わることを望ん

でいることを示唆しているが、一方で、そうは望まない者、決定は医師に任せたい者が依然として数多く存在し、また、近親者に関わってもらいたくない者も存在することを示している。

蘇生を最も必要としている者はまた、話し合いに加わることが困難な患者でもあるため、実際には種々の問題点が存在するのである。

───**倫理的、道徳的原則**

蘇生の決定の基準となる四つの倫理的原則がある[14,22]。

- 患者の自主性を重んじること
- 患者の利益を第一に考えること
- 患者に害を与えないこと
- 公平であること

「自主性」とは、考え、決定を下し、そしてその考えに従って自由に、妨害されることなく行動できるということである[22]。「自主性を重んじること」とは、医師は、患者に充分な情報を伝え、たとえ自分の信念と対立することがあっても、患者の選択に従って患者を遇することを意味する。

「患者の利益を第一に考える」、「患者に害を与えない」ということについては、医師がこれらの言葉に従おうとするならば、成功する見込みがある治療を行なうべきで、リスクのほうが上回ると予測される治療は、行なってはならないわけである。

「公平」の原則は、社会全体に対する医師の義務である。末期の患者に対する積極的治療を続けるために貴重な医薬品を用いることは、他の者から治療の機会を奪う可能性もある。

───**判断力の有無**

治療に対する同意を取りつけるとき、それが法律および倫理にかなうのは、患者が、一貫して以下の条件を満たしている場合である[23〜25]。

- 自分の病状、予測される結果、提案された治療、などについての簡単な説明を理解できる
- ある治療の目標について、一貫性をもって理解している
- 治療目標に到達するのに必要な行動がとれる
- 自分の選択したこと、およびその理由を説明することができる
- 自分の選択がどのような結果に結びついていくかを理解できる

 ある一つの問題を話し合うとき、必ずしも他の問題をも話し合う能力が問われるわけではない[23,24]。しかし、その能力は精神異常——痴呆、中毒性錯乱状態——あるいは身体的症状の結果、損なわれることもある。昏睡状態にある患者は明らかにこの能力がないと見なされるが、深刻な痛み、呼吸困難、脱水症をともなう者もまた同様である。

同意と秘密保持

……治療への同意

 判断力のある成人には、検査や治療を受けることに対する同意の表明、あるいはそれを拒否する権利があり[26]、また、通常の医療措置の一部とされている延命・救命措置の中止を医師が考えた場合にも、その同意は必要である[14,23]。

 「同意」の意志は、何らかのかたちで患者から伝えられていなければならない。患者には、治療結果の見込みやリスクについて話しておくこと。DNRの決定に対する同意は、明言される必要はないが[14]、判断力のある患者が、延命治療は望まない旨を、繰り返し一貫して述べているならば、その意志をくみ取ることはできよう。

 判断力がない患者の場合、一般的には、本人に代って近親者が同意書へのサインを求められる。これは良い臨床的習慣ではあるが、現時点では法的な根拠はない[23]。医師には、判断力のない患者に代り、その患者にとって最善の臨床的決定を下す義務がある[23]。

……秘密保持

 医師は患者に対して、秘密保持に関する倫理的・道徳的義務を負っている[26]。

合法的に秘密保持が破られる状況もあるが、通常は、患者に関する情報を第三者に開示するには、患者からの許可が必要である。判断力がない患者であっても、秘密保持に関する権利を有する。

イギリスでは、医師と近親者が患者の状態について話し合うということが、一般的に行なわれており[7,24,27]、患者の許可を明確に求めることは少ない。患者が判断できる場合、近親者と話し合うのに先立って、患者に許可を求めるのが好ましい。

DNRの決定を下すための理由

DNRの決定はいくつかの理由にもとづいて下される[1,2,14,28]。

1. **拒否**——判断力があり、充分な情報を与えられた患者がCPRを拒否する。
2. **CPR後のQOLが低い**——CPRは成功するかもしれないが、蘇生後のQOLが低いことが予想され、患者はそれを拒否している。「患者にとってのQOL」が重要なのであり、医師や家族の見解は持ち込まない。
3. **無益**——CPRを受けてもその患者が生存する確率が低いので、CPRは無益と見なす。この場合、患者を交える必要のない臨床的決定であり、CPRを試みなければならないという義務は全くない。

「播種性の悪性腫瘍」、「遷延する低血圧」、「敗血症」、ないし「重度な心不全」の場合、CPRで助かる患者はほとんどない。また「肺炎」、「進行した腎不全」の患者や、「入院前に深刻な慢性疾患のため外出がほとんどできなかった」患者の生存率はきわめて低い。

アメリカ合衆国では、「無益」の定義と見方についてかなりの議論があり、「CPRが無益であることを、医師が完全に確信できるわけがない」という非難もある[11,31]。

イギリスの医師はより現実的な立場をとっている[11]。Blackhallの提案[29]が広く受け入れられており、それによると、CPRで助かる確率は、継続的な植物状態（多くの者は死以上に忌避する）において1～2%、であり、生存の見込みがこの数字を下回るようであれば、CPRは無益と見なすべきであるとされている。

患者とDNRの決定について話し合う必要のある状況

- 判断力のある患者がCPRについての話し合いを求めた場合[14]。
- 判断力のある患者に対して、「低いQOL」という理由（CPRに多少の見込みが考えられるが）からDNRの決定が検討されている場合。インフォームド・コンセントを得ておくべきとされているが、それが明確な言葉によるものでなくてもかまわず[25]、そのような一般的な原則が破られることもある。（下記参照）

患者とDNRの決定について話し合う必要のない状況

- DNRの決定を下そうとしている医師が、「患者に判断力がない」と判断した場合[25]。
- 判断力のある患者に対して、CPRは無益であるとの理由でDNRが検討されている場合。アメリカでは、「無益」という理由で下された決定について患者は知らされるべきであると主張されている[28]。イギリスでは、それが必要であるとは考えられていない[4,23]。
- ときには、判断力のある患者に対しても同意を得ずに、「低いQOL」という理由でDNRの決定を下すことが許される場合がある。それは、患者とCPRについて話し合うことが、患者の「やすらぎ」を損なうであろうと考えられる場合である[14]。
- 判断力のある患者が、CPRについての話し合いを拒否した場合。

DNRの決定を患者の近親者、友人と話し合う

近親者との話し合いには、患者とのそれとは違った重要な点がある。医師は、守秘義務を忘れてはならない。それは何よりも、近親者が決定に関わることを望まない患者もいるからである[5,8]。

……患者に判断力がある場合
近親者に話すためには、患者からの許可を得るべきである[14]。

DNRの決定が、「低いQOL」という前提で検討されている場合、患者がそれについて話し合うことを望まない、あるいは話し合いが患者を苦しめると考えられる場合、DNRついて言及する必要はない。患者本人のQOLと、延命治療に対する患者の考えを見きわめる話し合いをすべきである。

……患者に判断力がない場合

　患者にとっての最大の利益にもとづいて、医師が治療の決定をする。「低いQOL」という前提で、DNRが検討されている場合、患者が望んでいたことをよりよく理解するために、近親者や友人に確かめる医師は多い。同時に、患者が自分の判断力が失われた際の医療措置について、アドバンス・ディレクティブ（リビングウィル）を書き残していないか確認すべきである。この文書は、今日のイギリスにおいては法的な効力を有している。

　判断力のない患者の経過について、近親者に知らせたほうが良い場合が多く、また、それは率直に伝えたほうが良い[24]。とはいえ、家族のメンバーによって見解が異なったり、論争が起きたりすることもあろう。情報を伝えるのは患者が望んでいた者のみにしなければならない。いずれにせよ、患者の利益にかなった決定を下す義務は医師にある。

─── CPRについて患者に話すべきこと

　同意が有効であるためには、CPRについて充分な情報が与えられていなければならない。処置から予想される結果と主な合併症について患者に話しておく。

　CPRは、成功しない場合が多いにもかかわらず、医師の多くは、最近CPRに失敗したことがある者も含めて、CPRの成功率を過大評価している[32]。蘇生するかどうかは、どのような患者を対象とするかに左右されるが、CPRを施され、助かって退院する者は約10〜20%である。彼らの大半は、一年後も生存しており、長期にわたる神経学的欠損は比較的まれであるが、1〜2%は持続的な植物状態で生存する[11,29]。

　慢性病をともなう一般病棟の患者の場合、生存率は低い。CPRが有効だと判断された年配の患者の蘇生率は、同様に判断された若い患者の蘇生率と変わ

らず、「高齢」はDNRの決定要因にはならない。しかし、慢性病をともなう年配の入院患者が蘇生して退院する確率は、わずか5％以下である[19]。

医師は、一人ひとりの患者に対し、神経学的損傷をともなう可能性を知らせ、どの程度の成功率が見込めるかを評価しなければならない。もし心肺停止が起き、CPRを受けなかった場合、ほぼ間違いなく死亡するということを患者が分かっているかどうか確認すべきである[24]。

理想的には、経験を積んだ臨床医（普通は顧問医）[1,14]が、このような話し合いを担当すべきである。

まず、患者が延命治療に関する決定に加わることを望んでいるか否かを見きわめる。患者が話し合いを望んでいないことが明らかな場合は、近親者ないし友人に情報を伝える許可を求める[14]。また、DNRの決定に関連して、他の延命治療についても話し合っておく。

入院時に患者に手渡す文書のなかに、CPRについての説明と、その病院の蘇生についての方針を記載しておくとよい[14]。そうすることによって、患者が望んだとき、医療スタッフとこれに関して話し合う機会、あるいは病院の方針に苦悩を抱いていることを表明するが機会がもたらされる。

今後の展開

最近、裁判所は「アドバンス・ディレクティブ（緊急時の患者の意志）がイギリスにおいてはある種の法的効力を持つ」と確認している。医師は、判断力のない患者に対する決定を下す際には、患者のリビングウィルがあるかどうかを確かめるべきである[33,34]。

英国医学協会は、リビングウィルについての最新状況を普及するため、行動規定[34]を医療専門家向けに作成している。

法律委員会の最新の勧告が承認されれば[24]、アドバンス・ディレクティブの効力が明確になり、本人が判断力を失った場合に医療に関する決定を託す人間を、患者の意志で指定することができるようになるだろう。

委員会はアドバンス・リフューザル（前もっての拒否）という用語のほうが適切なのではないかと提案している。一般に、「ある状況下においては治療を望まない」ことを指すであろうし、患者が臨床的に不適切な治療を「前もって求

めている」場合、それに対する医師の義務はなくなる。

　このほか委員会は委任状法を改正し、代理人が、経済的な問題だけではなく、医療上の問題に関しても、判断力がない成人に代って決定を下せるようにすべきだと提案している。代理人は患者を保護するという条件で、患者の最大限の利益にもとづき決定を下す義務を負うことになろう。

　もう一つ別の提案として、アドバンス・リフューザルないし指名代理人を欠く場合、医師は、何が患者にとっての最大の利益かという点について広く意見を求めるべきであるというものがある。そこでは、「人の最大の利益について意見を求めるに相応しく、またそれが可能な他の人々」に相談するべきであると唱われている。しかし、このようなことは多くの医師がすでに行なっていることであり、委員会は、それぞれの家庭の価値観で決定できるようにするために、特定の近親者を指名することを避けている。

結論

　将来、患者やその近親者は、蘇生の決定により深く関わることを望むようになるであろう。医師は、決定を下す根拠となる倫理的・道徳的基準について、適切な知識が必要となってくる。

　入院時にすべての患者とCPRについて話し合うという方針は、非現実的で不要であり、また患者の望むものでもない。高齢の患者の多くが、判断力がないという理由、ないしはCPRが無益であるという理由で話し合いから除外されることもありうる。

　この話し合いは、充分な時間をかけて行なわれ、また経験のある医師が加わることが望まれ、CPRの結果を左右する患者一人ひとりの詳細な情報をふまえなくてはならない。

　入院時に必ず患者に渡される文書によって、その病院のCPRについての方針の詳細、CPRに関する話し合いの受付けなどについての情報提供ができるだろう。

　医師にとって、アドバンス・ディレクティブの普及と改善が待たれるところだが、アドバンス・ディレクティブの形式の一部はすでに法的効力を有していることも、認識しておくべきである。

◆18. わが国における救急現場DNRのガイドラインは一応下記のようである。
　①明らかに「死」の徴候を認めるとき（死後硬直、死斑、腐敗など）。
　②すでに数時間前より死亡（心停止）していることが明らかなとき。
　ただし、上記の場合はいずれも家族の承諾を必要とする。
　③高度身体損傷を認め、明らかに回復不可能と判断されるとき（頭部・体幹の轢断、全身熱傷、高度脳実質脱出など）。
　④家族が蘇生行為を望まないとき。
◆19. わが国における調査では、来院時心肺機能停止症例10,364例の心拍再開率は33.5％、社会復帰率は1.09％である。5年間の社会復帰率にあまり大きな差はない。（小濱啓次「集中治療」vol.11 no.1 1999）

1　Decisions relating to cardiopulmonary resuscitation——a statement from the BMA and RCN in association with the Resuscitation Council (UK). London: British Medical Association, 1993.
2　Williams R. The Do Not Resuscitate decision: guidelines for policy in the adult. *J Roy Coll Phys Lon* 1993;**27**:139-46.
3　Florin D. "Do Not Resuscitate" orders: the need for a policy. *J Roy Coll Phys Lon* 1993;**27**:135-8.
4　Florin D. Decisions about cardiopulmonary resuscitation. *BMJ* 1994;**308**:1653-4.
5　Mead GE, Turnbill CJ. Cardiopulmonary resuscitation in the elderly: patient's and relatives views. *J Med Ethics* 1995;**21**:39-44.
6　Gunasekera NPR, Tiller DJ, Clements LTS. Elderly patients' views on cardiopulmonary resuscitation. *Age Ageing* 1986;**15**:364-8.
7　Hill M, MacQuillan G, Heath DA, Forsyth M. Cardiopulmonary resuscitation; who makes the decision? *BMJ* 1994;**308**:1677.
8　Morgan R, King D, Prajapati C, Rowe J. Views of elderly patients and their relatives on cardiopulmonary resuscitation. *BMJ* 1994;**308**:1677-8.
9　Potter JM, Stewart D, Duncan G. Living wills: would sick people change their minds? *Postgrad Med J* 1994;**70**:818-20.
10　Liddie J, Gilleard C, Neil A. The views of elderly patients and their relatives on cardiopulmonary resuscitation. *J Roy Col Phys Lon* 1994;**28**:228-9.
11　Saunders J. Who's for CPR? *J Roy Col Phys Lon* 1992;**26**:254-7.
12　Bayliss RIS. Thou shalt not strive officiously. *BMJ* 1982;**285**:1373-5.
13　Calman K. Health Service Commissioner-Annual report for 1990-91 Resuscitation policy. PL/CMO(91)22.26.12.92.
14　Doyal L, Wilsher D. Withholding cardiopulmonary resuscitation: proposals for for-

mal guidelines. *BMJ* 1993;306:1593-6.
15 Bellos A. Patient "can be allowed to die". The Guardian 1996. April 27th.
16 Bruce-Jones P, Bowker LK, Cooney V, Roberts H. Cardiopulmonary resuscitation: what do patients want? *J Med Ethics* 1996;22:154-9.
17 Wall JA, Palmer RN. Resuscitation and patients' views. *BMJ* 1994;309:1442-3 (letter).
18 Diem SJ, Lantos JD, Tulsky JA. Cardiopulmonary resuscitation on television; miracles and misinformation. *NEJM* 1996;334 (24): 1578-82.
19 Murphy DJ, Burrows D, Santilli S, *et al*. The influence of the probability of survival on patients' preferences regarding cardiopulmonary resuscitation. *NEJM* 1994;330:545-9.
20 Robertson GS. Resuscitation and senility; a study of patients' opinions. *J Med Ethics* 1993;19:104-7.
21 Heller A, Potter J, Sturgess I, Owen A, McCormack P. Resuscitation and patients' views; questioning may be misunderstood by some patients. *BMJ* 1994;309:408.
22 Gillon R. *Philosophical Medical Ethics*. Chichester: John Wiley, 1986.
23 Doyal L, Wilsher D. Withholding and withdrawing life sustaining treatment from elderly people; towards formal guidelines. *BMJ* 1994;308:1689-92.
24 Mental Incapacity. Law Commission (No 231). London: HMSO, 1995.
25 *The living will: consent to treatment at the end of life*. Age Concern Institute of Gerontology and Centre of Medical Law and Ethics. London: Edward Arnold, 1988.
26 Rights and Responsibilities of Doctors. London: BMA, 1992.
27 Aarons EJ, Beeching NJ. Survey of "Do Not Resuscitate" Orders in a District General Hospital. *BMJ* 1991;304:1504-6.
28 Tomlinson T, Brody H. Ethics and communication in Do Not Resuscitate decisions. *NEJM* 1988;318:43-6.
29 Blackhall LJ. Must we always use CPR? *NEJM* 1987;317:1281-4.
30 Wagg A, Kinirons M, Stewart K. Cardiopulmonary resuscitation: doctors and nurses expect too much. *J Roy Col Phys Lon* 1995;29:20-4.
31 Weijer C, Elliott C. Pulling the plug on futility. *BMJ* 1995;310:683-4.
32 Waisel DB, Truog RD. The cardiopulmonary resuscitation not indicated order: futility revisited. *Ann Intern Med* 1995;122:304-8.
33 Doyal L. Advance Directives. *BMJ* 1995;310:612-3.
34 Advance statements about medical treatment. Report of the British Medical Association. London: 1995.

第12章
家族の突然死

Jonathan Marrow
Consultant in Accident and Emergency Medicine, Arrowe Park Hospital, Wirral, Merseyside

イギリスにおいては、突然死の患者は、最寄りの病院の救急部（救命・救急センター、救急治療室など）に搬送されることが多い。虚脱ののち死亡することもあれば、患者がすでに息をひきとっていることもある。致死的な重度の損傷を負っていることもある **12-1**。

12-1 成人の突然死の要因（頻度順ではない）

- 心筋梗塞
- 交通事故
- 故意の服毒
- 脳血管障害
- 不慮の一酸化炭素中毒
- アルコール中毒および嘔吐物の吸引
- 煙の吸引による窒息
- 肺塞栓症

突然の心停止の蘇生術や重度の外傷への救命処置などは、飛躍的に進歩している。これらの処置方法の訓練は、救急車のコメディカルスタッフや他の救急担当者はもちろん、あらゆる専門分野の医師や看護婦にとっても重要である。
最新心疾患救命処置（ACLS:Advanced Cardiac Life Support）、最新外傷患者救命処理（ATLS:Advanced Trauma Life Support）、および最新小児救命処置（APLS: Advanced Paediatric: Life Support）の原則が適用されたことで、絶命し

た状態で救急部に到着する患者は減少し、また、危篤状態で搬送されても、生き延びて救急部を出ていく患者の割合が増加した。

　この領域における実践的な救命技術の維持と向上に努めることは、非常に大切である。しかし、医療には、「重篤な状態・損傷」という問題において、さらに配慮が必要となる別の側面がある。

　救急部において死亡確認された場合、通常、近親者か友人を探して、患者の死を知らせなくてはならない。「まったく予期しない死を伝える」という仕事は非常に難しいものである。突然の死別に遭遇した者は、死亡した患者と同様、しばし医療者の関与を必要とする。

　死別を経験したばかりの者に対して、自明の義務を果たすだけでなく、適切に介入していくことによって、彼らが精神疾患に陥る確率を減少させることができる[1]。救急部におけるこの種のケアについての局部的な提案は、数多く存在してきた[2〜5]。『病院で死を迎える人々 People who die in hospital』[6]という文書の中で、保健局が有用な指針を提示しているが、これはやや概括的なものとなっている。最近『救急部における遺族へのケア Bereavement care in A&E departments』[7]という素晴らしい書物が刊行されたが、一般には依然として、突然の死別を経験した者へのケアについては、蘇生術の進歩ほどには関心が持たれていない[8]。

　当然のことながら、我々は、蘇生が失敗する可能性（それが高い確率であっても）を簡単に認めるわけではないし、救命の実践的技能を訓練する方が、悲劇的な局面でのコミュニケーション・スキルを習得させることよりも、医学教育として真っ当であるように思われよう。

　しかし、「何を言うべきか」、そしてそれを「どう言うべきか」ということも、教育の一つの要素なのである。「耳を傾けること」、「非言語的コミュニケーションを理解すること」も同じく重要であり、また多くの者にとっては、これを学ぶことのほうがずっと困難なものである[9]。

───家族の悲しみを理解する努力

　医療従事者の多くは、愛する人と突然死に別れた時の感情を理解するために、「想像力」を駆使しなければならないだろう。「相手の立場に身を置いて考える」

ことは、教育の難しいことだが、突然の死別の知らせを受けた者へのケアを向上させるために、非常に重要である。

　例えば、医師や看護者と、60年の結婚生活の末に夫を失ったばかりの85歳の未亡人との間には、人生経験において大きな溝がある。この溝を埋めるためには、他者から学ぼうとする習慣を常に持ち、想像力に頼るしかない。他者について学ぶというチャンスは、医師や看護職の大きな特権である。そのためには、あらゆる医療場面で患者の感情に常に注意深くあることが求められる。

　今日のイギリスにおいては、突然の死別を経験した者へのケアを最初に担うのは、救急部のスタッフであることが多いが、これを彼ら任せにしてはならない。他のあらゆる救命の技術と同様に、広く知られる必要がある。

──遺族と話す場所

　救急部には、危篤状態の患者の家族や、死亡して間もない患者の家族が専用に使える部屋を備えておくべきである[2,4,5]。この部屋の調度・装飾は、いかにも医療施設的な印象がないよう、家庭的にしつらえる。家族が患者との隔絶感を抱かぬように配慮し、蘇生室から近いところに置く。また、他人の眼が遮られるようにする。

　この部屋は、他の近親者の面談や、他の臨時の用途で用いることもできるが、常に整頓され、緊急の使用が可能でなければならない。事務室ないしスタッフの休憩室を、遺族のための部屋と兼用することは避ける。

──どんなに悪い知らせであっても、近親者に伝える

　近親者は、突然倒れた／あるいは事故があって救急車で搬送された患者に、蘇生が試みられている最中に駆けつけることが多い。近親者に状況を説明するのは当然のことで、できるだけ速やかに情報を提供すべきである。たとえそれがどんな悪い情報であっても、「愛する者がどのような状況にあるか分からない」という不安な状態のほうが、ずっとつらいものである。

　極度の不安により、家族にとって時間の流れは、数分が何時間にも思えるほど遅々と感じられるものとなる。一方、「蘇生」という一時を争う行為は、医

療スタッフの時間の感じ方に逆の影響をもたらすものである。

> **12-2 救急部の設備について**
>
> ■ 悲しむ家族のための部屋
> - 専用個室
> - 静かであること
> - 救急部内ないしはその近くにあること
> - 電話があること
> - トイレがそばにあること
>
> ■ 遺体を見るための部屋
> - 専用個室
> - ドアには「使用中」の札をかけること
> - 特定の宗派によらない適切な装飾
> - 救急部に近く、また新しい患者への邪魔にならないこと
> - 長時間待たされずに、近づけること
> - 窓越しに見るだけではなく、遺体に触れたり抱いたりできること

───悪い知らせを打ち明ける前に確認すべきこと

　近親者に状況を告げることは急を要するが、それに必要な情報を確認するだけの時間はあろう。患者の名前を確認し、また、患者が誰であるのかという点に関して何らかの疑いがないか心得ておくこと。間違いのないようにするため、患者の体つきや服装について細かな部分をいくつか覚えておくこと。患者の状態に関する情報が最新のものであるかどうかチェックすること。誰に向かって話そうとしているのか確認すること。

> **12-3 遺族に話す前に**
>
> ■ プライバシーを確保する
> ■ 病院臭くない、快適な環境を整える
> ■ 焦ったり、邪魔が入ったりしないように、あらかじめ時間を設けておく
> ■ 面談のあと、死別された者を一人で残すことは絶対に避ける

- ■ 可能なサポートを確認する
  - 看護者ないし他の医療従事者によるもの
  - 近親者ないし友人によるもの
  - 適切な宗教的サポート
- ■ 手元の情報を確認する
  - 死者が誰であるのか。人違いの可能性はないか？
  - 近親者の確認。自分は誰に話そうとしているのか？
  - 近親者はすでに何を知っているのか？
  - 患者に関して尋ねられそうな質問に答えることはできるか？
- ■ 自分の身なりをチェックする
  - 血のついた手袋、ガウン等は脱ぐこと

事例1

- アフリカの田舎、夜間
- イギリス人の妻が小さな子供と自宅にいる
- 彼女は妊娠8カ月
- アフリカ人の夫が自動車事故で死亡した。
- 呼び鈴を鳴らすまで30分間、家の周りを車でウロウロしていた友人（何と言えばいいか分からなかったため）によって、この若い母親が起こされる
- 死亡した夫の友人から知らせが打ち明けられるが、友人は動揺が激しくはっきりした情報を伝えられない
- 未亡人は死亡した夫を目にする機会がない
- 死亡診断の制度がない。
- 事情の分かっているアフリカの近親者が、未亡人と娘が実家に戻れるようにしてくれる（現地の習慣に逆らって）
- 彼女は、出産を控えているにもかかわらず、飛行機で戻ることが許される（航空会社の規則に反して）
- イギリスの親戚が、この若い未亡人が夫の死という悲しみと新しい赤ん坊という喜びとの葛藤に対処する親身な手助けをする
- 死亡診断書がないことは、未亡人母親手当が支給されるまで、大きな遅れが生じることになる
- 未亡人は忙しくてうまく処理できず、夫の遺体を自分の目で見ていないため、夫の損傷の程度に関してずっと腑に落ちないままでいる

―――遺族もまた自分の患者として扱う

　死別に対する反応は、人によって大きく異なる。初めて出会う人間であるにもかかわらず、医師は、彼らの世界を突然揺さぶり、彼らが忘れることのないであろう印象を残すことになる。
　死にゆこうとしている、ないし亡くなった患者に対して注いできた医師としての眼差しを、この時点からは努めて遺族に振り向け、ケアを必要する「患者」と捉えていく必要がある。実際、遺族を患者として登録している施設もある。

―――遺族をサポートする看護婦

　自分の他に誰か、できれば経験豊富な看護婦に立会ってもらうとよい。親しい者に関する悪い知らせを聞いた直後の人間には、質問に耳を傾け、慰め、サポートする存在が必要となる。言うまでもなく、このことは、遺族が一人でいる場合、特に重要である。
　一般的には経験豊富な看護婦が、他の仕事は受け持たずに遺族につきそい、サポートを与え、必要とあらば遺族に代わって必要な行動をとれれば理想的である。

―――患者の見通しが悪い場合も正直に伝える

　本章のタイトルは、「突然死の知らせを打ち明ける」ことを意図するものであるが、多くの場合、それに先立つ段階がある。それは、患者の状態が絶望的に悪いのが明らかで、そのことを病院に来た家族に告げるという場面である。
　このようなときは、「正直さ」を旨としなければならない。患者のどこが悪いのか分からない場合も、そのとおりを話し、診断するために努力していることを説明する。見通しが非常に悪いことをはっきり認識させなくてはならない。家族は、事態が最初の印象ほどは悪くないと告げられるのを、やはり非常に望んでいるものである。このような状況では、説明を優しく、しかし明確に繰り返す必要がある。

───亡くなった患者／死に瀕した患者に、近親者が近寄れるようにする

　患者の状態が悪いとき、親しい家族のメンバーが患者に会い、触れることは、非常に大切である。家族が患者に近寄ることを許されなかった場合、家族は、愛する者が淋しさのうちに死んでいっただろうと悔やむことがある[10]。

　危篤状態の患者の家族に、状況を把握してもらい、スタッフがいかに熱心に患者の命を救おうとしているか理解を得るための最良の方法は、たとえ病院の蘇生室の中であろうとも、患者のそばに家族にいてもらうことであると勧める者もいる[11]。

　スタッフの認識としては、蘇生中の医学的処置を見て、家族が動転してしまうだろう（そして邪魔になるだろう）との懸念がある。また、救急処置を行なっている自分の姿が人目に晒されることを厭う気持ちもあろう。しかし実際に、救急処置が日常的に行なわれている現場を見るかぎり、近親者の立会いがスタッフのストレスになってはいないようである。

　蘇生室に近親者を招き入れる時には、非常な配慮が求められる。さまざまな医療・看護スタッフと相談し、注意深く調整を図ること。蘇生が進められている最中に、近親者を蘇生室へ入室させることをすでに日常的に行なっている病

12-4 死亡した人に引き合わせる

- 蘇生室に近親者を入室させることについては意見が分かれる（子供の場合は広く受け入れられている）
- 死亡後、なるべく早く遺体を見るチャンスを与える
- 遺体を見るよう促すべきだが、それを強いてはならない
- 目に見える損傷ないし治療について分かりやすく説明する
- 家族が触れ、抱くことができるようにする
- 求められた場合には、遺髪を収めることができるようにする
- 遺族をサポートする用意もさりながら、死者と遺族だけで過ごせる用意をしておく（状況が法律的に可能な場合）
- 死者と過ごす時間は、可能な限り充分にとる
- ポラロイド写真を渡す用意をしておく。しかしその時点で希望されない場合は保管しておく

院もある。場合に応じてそれを認めている病院もある。近親者のすべてがそれを希望するわけではなく、強制するようなことがあってはならない。

近親者を蘇生室に入れることは、小児科の救急部でとくに積極的に行なわれている。その家族を担当する看護者は、蘇生室内での近親者につきそって、説明やサポートを与え、また近親者が控え室へ戻るべきタイミングを判断する。

12-5 特殊な問題

■ 子供の突然死
- 乳幼児突然死
- 事故による突然死
- 明らかに避けることのできた状況下での突然死

■ 犯罪的暴力による死
- 悲しみと怒り
- 警察の介入の必要性
- マスコミの関心

■ 死別を味わった者もまた深刻な損傷を負っている場合
- 理解に達するまでには意識がしっかりしている必要がある
- 家族の他のメンバーと相談すべきだが、知らせが遅れすぎてもいけない

■ コミュニケーションに困難がある
- 言語の違い
- 障害
- 遺族が幼い

■ 文化的要因
- 宗教的な制約
- 嘆きに関わる信仰、伝統

■ 電話による家族への報告
- 地元
- 遠方・海外

■ 医師および家族に対するマスコミからの問い合わせ

───面談にあたって

……正直であること

　家族にとって、たとえ短時間でも病院に居合わせていることは、死別が唐突であってもこれに順応する微かな助けになる。しかしどんな場合でも、嘆きと喪失を受け止めるための援助は、迅速に進められなくてはならないと思う。
　一般的に、患者がすでに死亡していても、家族にはまず、「患者は絶望的な状態だ」と告げ、その後で「蘇生を試みたが効果がなかった」と告げる方法がとられている。これは、突然の死別がもたらす衝撃を和らげるためになされているのだが、筆者は、より正直な方法を支持する。例えば、遺族の誰かが病院に勤めているとか、家族が病院に呼び出される最初の電話を受けとった時点ですでに死亡が告げられていることもあり、「嘘」だと気づかれてしまうことがあるからである。
　遺族が喪失に耐えるために非常に大切なのは、悲しい事実に向き合うことと、事の次第すべてに自分は関わっているのだという自負心である。また、医師が信頼を得るためにも、率直に、正直に接したほうがよい。たとえそれが遺族の目に、当初は冷淡に映ったとしてもである。

……遺族の「診察」として面談を考える

　突然死を知らせる面談は、表面的には、一方的に医師・看護者が遺族に情報を伝える機会にしか見えないかもしれない。しかし筆者は、この面談は「新しい患者の診察」として位置づけることを提案したい。そのためには、「情報を与えよう」とするよりも、「情報を交換しよう」という心構えが求められる。遺族一人ひとりや家族全体の様子に注意を払っていなくてはならない。
　まず、彼らが今どんなことを理解し、それに対してどう思っているのかを知り、どのような説明の仕方がふさわしいのかを考える。家族が死別を知った後は、彼らの反応や質問から、さらに告げるべき情報や必要となるサポートを探り出すように努める。

自己紹介し、また、話をしようとしている相手が誰であるのかを確認する。自分の新しい患者と、物理的にも人間的な意味でも、同じ高さに身を置くこと。立ったまま見おろすのではなく、そばに腰を下ろす。何が起こったかについて家族がすでによく理解していることもあるので、突然の病気や事故について知っていることを話してもらうこと。しかし悪い知らせを伝えるまでに、時間をかけすぎてはならない。その場に相応しい物腰を心がける。

12-6 遺族を前にして

- ■ 橋わたしをする
  - 自己紹介をする
  - 目線が同じ高さになるように注意する
- ■ 近親者の最新の情報を確認する
  - 突然の病気ないし事故の前に何が起こったのか？
  - 突然の病気／事故に関して彼らは何を知っているのか？
- ■ 近親者からの言語的および非言語的サインに注目する
  - 「死んだのか？」という率直な質問にきちんと答える準備をしておくこと
- ■ 「知らない」という苦しみをひきのばさない
  - 直接的な質問のない場合は、損傷ないし病気を簡潔に説明し、そして、治療は成功せず、近親者が死亡したということを、哀惜の念とともに伝える。
- ■ 分かりやすい言葉で、共感をこめて語る。遠回しな言い方は避けたほうがよい場合が多い。
- ■ 耳を傾ける——相手の反応に敏感になる
  - より詳しい説明をつけ加えること
  - 相手の質問や反応を遮ってしまわないこと。
  - 今日、移植用臓器について尋ねる家族が増えている。その場で回答すべきことを用意しておき、迅速な確認調査ができるようにしておくこと

12-7 一般的にみられる家族の反応

- ■ 不信
  - 「彼／彼女が死んだことを本当に確認したのか？」

- 「人違いではないか？」
■ 罪悪感
- 「医師に診せておけばよかった」
- 「彼が疲れているときは車の運転をやめさせるべきだった」
■ 怒り
- 死者に対して
- これまでの医療に対して
- 医師に対して
- 神に対して
■ 異常な反応（精神科からの助けが必要なこともある）
- 遺体を見たあと、完全な否認をする
- 暴力的な怒り
- 家族内の長年の反目、疑念、非難を瀑露する

事例2

- 若い母親が致命的な損傷を負った
- 重量のある鉄筋がトレーラーから落ち、彼女の自家用車に激突した
- 死亡した彼女は助手席に座っていた
- 車を運転していた夫は、身体的創傷は負っていなかった。
- 「彼女が死んだというのは分かっています、先生」と言った
- 彼は、知らせを打ち明けようと腰を下ろした医師を気づかおうとした
- 事故のあと、彼は妻を抱きしめている
- 彼は妻の損傷の程度が分かっていた
- 若い夫は、表面上は冷静だったが、深く悲しんでいた
- 幼い子供が二人いた
- 彼は、子供に治療が必要かどうか執拗に尋ねた
- 彼は、子供に知らせることについて、相談したがった
- 彼と子供たちが、今後もきちんと生きていけるということを確信したがっていた
- 近親者がやってきて、実際的なサポートを与えた
- 死別を味わった子供への治療が始まり、それに同席することで、父親は自らの悲しみに目を向け始めることができた。

突然死の説明の仕方は、相手の年令や医学用語に関する理解に応じて替わってくる。生命の終りをあらわす言葉には、遠回しの表現が数多くあるが、その多くは、話し手が自らもまた死ぬ運命にあることを意識したくないがために用いられる。それらは誤解を招きやすく、避けたほうが望ましい場合が多い。

……**悪い知らせへの反応**

突然の死別という状況におかれた人々の反応はさまざまである。涙、質問、怒り、疑念、罪悪感などは、そのうちのごく一部にすぎない。状況を理解したのか分からないほど冷静で静かな人もいる。悪い知らせを打ち明けることの辛さを知っていて、静かに感謝の意を示し、医師を気遣う人もいる。

医師や看護婦の仕事には、感情を押し殺さなくてはならない場面がある。あまりに深入りしすぎると、患者の治療について合理的な決断を下すのが難しくなるからである。しかしもちろん、医師や看護婦が感情を持ってはならないということではない。例えば、入院したばかりの患者が死亡したとする。その時、医師が自分の心に沸き起こる悲しみを認識することは大切なことである。なぜなら、もっと深く個人的に関わっている者にとってはどんなに苦痛が大きいか、少なくとも想像することができるようになるからである。

12-8 遺族が必要とする情報

- 衣服・所持品はどのように処理されるのか
- 検死官が何をするのか、また「届け出」についての説明
- 死亡届など、制度上必要な事項の書かれた文書
- さらに説明を受けたい場合に備え、救急部との連絡のとり方を記したもの
- 移植に関することがら（希望があれば）
- 献体の可能性（希望があれば）

……**身体的な接触について**

「触れる」ということは、とくに同情や共感を伝える重要なコミュニケーション手段のひとつである。悲しんでいる人の手や腕に触れたり、肩に腕を回したりすることは、言葉よりもずっと雄弁に共感を伝える。各々が、自分に合っ

た「触れあい方」を見出すことが大切であろう。「これが正しいやり方だ」と決められるものではないからである。無理をして、相手との距離を狭めようとしてはならない。

宗教的なニーズに対応する

宗教と文化は、死に対する我々の態度や反応を大きく支配する。多くの宗教団体が臨終の儀式を正しく行なうことを「義務」として捉えていることから、宗教に関連する希望に応じる準備をしておく必要がある[12]。それは、死者と遺族にとってかけがえのないひとときであり、もしその機会がなかったならば、家族はずっとその人を見捨ててしまったように感じ続けるであろう。

病院に主だった宗派の宗教家がいることが理想だが、地域にいる宗教家のリストを用意しておくとよい。病院内、および地域内で頼むことのできる「通訳者」のリストもまた、非常に役立つ。

法的手続きに関する援助

通常、突然死に関連しては法的に定められた義務が存在する（イングランドとウェールズでは検死官に、スコットランドでは検事代理人に報告することになっている）。[20]
遺族は、細かな法律上の手続きについても知る必要が生じてくるため、死亡の届け出について説明しなくてはならない。

死体解剖が法的に求められることもあるが、文化や宗教にもとづく反対がある場合、臨機応変に対処しなくてはならない[13]。例外が認められる事例を収集しておくこと。また、すぐには判断できないような場面に出会っても、詳細について迅速に調べる用意をしておくこと。

悲しみのショックがあると、与えられた情報を記憶できないことが多いので、分かりやすいパンフレットを遺族に手渡せるように用意しておくとよい。言葉の違いがある場合に備え、翻訳されたものも準備しておく。

> **12-9** 救急部における遺族へのケアについて
>
> - ケアに携わるスタッフの訓練
> - 悪い知らせを打ち明けることに関する責任
> - 救急部での遺族への援助（専任の看護婦が必要）
> - 遺族が使う部屋、および遺族が遺体を見る部屋の用意
> - スタッフおよび遺族に必要となる情報の用意（例えば、電話番号やパンフレットなど）
> - 遺族を「患者」として登録すること
> - 蘇生に近親者が立ち会うことについてのについての取り決め
> - 近親者が死者を見る場面についての取り決め
> - 救急部で死者が出た際に連絡すべき機関のリスト
> - 死者の所有物の取り扱い（衣服を含む）
> - 死別ののちに救急部から与えられるサポート（連絡先名、電話番号、家庭訪問、適切な専門科への受診）
> - ケアに携わるスタッフへのサポート

移植に関する質問に答える

 遺族はしばしば移植に関して尋ねる。すでに患者が死亡している場合、通常、臓器提供の可能性は、「角膜の使用」に限られてしまうが、それでも非常に価値のあることであり、自分の地域で可能であるならば、どのように角膜の提供をアレンジすればよいのか知っておくべきである。法的手続による同意（例えばイングランド、ウェールズでは検死官との間で）が事前に必要となる。
 とくに、死亡した人が生前それを望んでいたと分かっている場合、「少しでも、ためになることはあったのだ」という思いが、家族にとって大きな慰めになりうる。[21]

衣服および他の所持品に配慮する

 突然死した患者の衣服や大切な所持品に対する配慮を怠ると、それが遺族の悲しみをより深くする原因になることがある。衣服を切り取らねばならなかっ

た場合は理由を説明し、衣服が汚れているときには事前に伝えておかなくてはならない。

傷害事件の可能性のある場合、警察が衣服を保管することもあり、家族にはそのことを話す必要がある。

衣服を洗っておくことはある意味で親切かもしれないが、最後に愛する者の衣服を洗うことだけが、このような状況下における「唯一の救い」になることもあるので、遺族に相談したほうがよい。

───死別に直面した子供への援助

「子供の死」はとくに耐えがたい喪失であり、赤ちゃんの突然死によって悲しみにくれる家族をケアすることは大変な仕事である[14]。このことは第3章で論じられている。

また一方、「死別に直面した子供」への援助も、非常に難しいものである。大人の家族と一緒に子供が残される場合もあるが、子供だけが家族のなかで、唯一無傷で生き残っている場合もある。本章でこの問題を詳しく論ずる余裕はないが、子供に理解できる情報とサポートを与える必要性だけは述べておきたい。

何が起こったのかを話し、適切な説明を行なったうえで、子供が望むのであれば、親の遺体に引き合わせる。子供がどのように反応しようと、それを妨げてはならない。他の遺族によるサポートが必要となろう。あるいは公的機関による援助が必要になることもある。

死別に直面した幼い子供に対しては、例えば近親者が到着するまで時間がかかる場合など、「小児科病棟」も援助に加わるべきだろう。

───遺族が帰宅した後の援助

一部の病院では、突然の死別に直面した遺族に対するさまざまな援助を行なっている。

家族が帰宅してからも問い合わせができるよう、電話での相談に担当看護婦ないし医師が応じられるようにしておくとよい。

病院のスタッフは家庭医の役割まで果たすことは望まないかもしれないが、直接患者の治療に関わった医師から剖検の報告を受けるという機会は、遺族にとって大切である。遺族の理解に不明確な点が残っていると、喪失への順応を難しくしてしまうからである。

12-10 子供の突然死の主な原因 (頻度順ではない)

- 乳幼児突然死症候群（SIDS）
- 髄膜炎菌性敗血症
- 交通事故

- 家庭内事故
- 気管支喘息
- てんかんの合併症

事例3

- 最近妻と離婚した若い男性が、背中の痛みを訴え、救急部を受診した。
- 綿密な診察ののち、単なる「背中の張り」と診断され、自宅で過ごしても心配ないと言われた。
- 帰宅途中、彼は倒れ、病院へ運ばれた直後に死亡した。
- 彼が病院を出るとき、危険な状態の徴候は何もなかったため、医療・看護スタッフは深いショックを受けた。
- 患者が初めに受診したとき、彼は病院のスタッフから妻に連絡が入ることを望んでいなかった。また、「離婚した」ということで妻の住所を知らせてもいなかった。
- スタッフは蘇生が行なわれている最中に、彼の義父に電話で連絡をとった。
- 義父は娘に連絡をとり、彼女は病院にくることになった。
- 妻はまず電話をよこした。その時点で夫はすでに死亡していた。それを告げた婦長は、自分自身も予期せぬ死に動揺していた。そのことは婦長の話しぶりから明らかだった。何が起きたのか、相手に正直に話さなければならないと思ったが、彼女は死の原因については何も分からなかった。
- 検死官に死亡が報告され、剖検の結果は大きな肺塞栓症であった。原因は

見つからなかった。
- 若い未亡人は、翌日検死官に話をしたが、病院へはやってこなかった。検死官は、死が自然な要因によるものとした。
- 未亡人は、さらなる情報のためにどこへ行けばよいのか分からなかった。
- 一週間後、未亡人のかかりつけ医の要請で、患者の顧問医が未亡人と面談することになった。彼女は、分かるかぎりの事実について説明されたことに感謝した。
- 彼女は、この死が全く予期できない悲劇であったことを受け入れた。

教訓
- ひとつひとつの事態について、どのように行動するか、方針が立てられていなかった。
- （強い）感情によって、経験豊富な医療者ですら、電話口でも相対していても動揺してしまう
- 患者の死に関してスタッフが当惑や罪悪感を感じている場合、遺族と早い段階で会うことが非常に重要となる。
- 剖検の結果、突然死の原因が普通ではないと分かった場合はとくに、医療スタッフがイニシアティブをとって遺族に説明しなければならない。

12-11 遺族に対する事後のケア

- 遺族を自宅まで送り届けることが必要な場合もある
- 朝まで病院内で過ごせる設備が必要なこともある
- 遺族が最もよく見知っている医療スタッフ（遺族が情報を待っているあいだ付き添っていた看護婦であることが多い）と時間をかけて話す必要があることもある
- 家庭医には、迅速に情報を届ける
- 遺族は後になって、もっと詳しい情報を得たいと思うこともある
- 遺族が望むなら、病院のスタッフ――できれば担当の医師ないし看護婦との面談を、再度もうける

──突然の死別をケアする「スタッフ」への援助

最後に、病院のスタッフのことも考えなくてはならない[14,15]。彼らがこの難しく厳しい仕事を果たすためには、多くの援助が必要である。

まず、仕事をこなすための訓練と準備が必要であり、また、この仕事によるストレスに対処できるよう、サポートを受けなくてはならない。スタッフが望んだときに、きちんとしたカウンセリングを受けられるようなサポート体制が築かれていなくてはならない。スタッフがこの種の援助を恥じることなく求められる環境が必要である。

本章は、Dr Ed Glucksman、そして英国事故救急医療協会の共同研究者の方々、および、非常に価値ある著作──『救急部における遺族への援助』を出版した王立看護大学に依るところが大きい。この著作は、本章では端的にしか触れていない点について、有用な連絡先や完全な参考文献一覧を含め、深く論じられている。

◆20. 来院時心肺機能停止例は主治医が24時間以内に診療した疾患によると診断できるもの以外は「異状死体」と考えられることが多く、この場合は医師法第21条にもとづき、速やかに（24時間以内）管轄警察署に届け出る義務がある。

◆21. 厚生省・(社)日本臓器移植ネットワーク（TEL.0120-78-1069）に登録すれば「臓器提供意思表示カード」が発行される。
　　献体については「白菊会」があり、各医学部・医科大学の解剖学教室において献体申し込み手続きがなされている。（白菊会本部──〒113　東京都文京区千駄木3-10-6-203　TEL.03-3827-5131）また「(財)日本篤志献体協会」がある。（〒160　東京都新宿区西新宿6-6-2　新宿国際ビルディングB-1　TEL.03-3345-8498）

1　Lundin T. Long term outcome of bereavement. *Brit J Psych* 1984;**45**:424-8.
2　Yates DW, Ellison G, McGuiness S. Care of the suddenly bereaved. *BMJ* 1990;**301**:29-31.
3　Tachakra SS, Beckett MW. Dealing with death in the accident and emergency department. *Brit J A and E Med* 1986;**1**:10-11.

4. Burgess K. Supporting bereaved relatives in A&E. *Nursing Standard* 1992;6:19: 36-9.
5. McLauchlan CAJ. Handling distressed relatives and breaking bad news. *BMJ* 1990; 301:1145-9.
6. Department of Health. *NHS Guidelines -patients who die in hospital HSG(92)*. London: Department of Health, 1992.
7. Working Group of British Association for Accident and Emergency Medicine and Royal College of Nursing. *Bereavement care in A&E departments*. London: Royal College of Nursing, 1995.
8. Cooke MW, Cooke HM, Glucksman EE. Management of sudden bereavement in the accident and emergency department. *BMJ* 1992;304:1207-9.
9. McManus IC, Vincent CA, Thom S, Kidd J. Teaching communication skills to clinical students. *BMJ* 1990;301:1145-7.
10. Renner S. I desperately needed to see my son. *BMJ* 1991;302:30-56.
11. Doyle C. Family participation during resuscitation - an option. *Ann Emerg Med* 1985;10:7-9.
12. Black J. Broaden your mind about death and bereavement in certain ethnic groups in Britain. *BMJ* 1987;295:536-8.
13. Sherwood SJ, Start RD. Asking relatives for permission for a post-mortem examination. *Postgrad Med Journal* 1995;71:269-72.
14. Brown P. Saying goodbye. *Nursing Times* 1993;89:26-9.
15. National Association for Staff Support. *A charter for staff support (for staff in Health Care Services)*. London: NASS, 1992.

第13章
遺族に剖検の許可を求める

Simon J Sherwood
Department of Psychology, University of Edinburgh, Edinburgh

Roger D Start
Department of Pathology, Chestfield Hospital, Chestfield

　診療所や病院における「剖検」の割合は、近年、世界的に低下しており、これに関しての懸念が深まりつつある[1]。懸念される理由は、剖検が依然、医学の実践にとっても、社会にとっても有益なものだからである。剖検率の低下は、多くの要因が複雑にからみあった結果と考えられている[1]。

　臨床医（とくに若い臨床医）が、遺族から剖検の許可を得る交渉を担当する場合が多いが、特別に訓練された「死後対応スタッフ」がこの仕事を引き受けているケースもある[9]。これらのスタッフが、病院の解剖率を左右する重要な役割を担っている。

　これは、患者あるいは遺族が臨床的剖検に関与できなかった時代から、遺族の同意を得なければならない制度へと変わりつつある国々において見られる傾向であり、病院での剖検率低下の主な要因は、「剖検を求めることが少なくなってきている」ということである[3]。これには多くの理由があるが、そこには遺族と対立することへの恐れ[1]、個人的なやりにくさ[10,11]、剖検の価値を適切に説明する能力の不足[12]、遺族が許可を出ししぶるのではないかという思い込み[5]、遺族を動揺させたくない思いなどがある[11,13]。

　剖検の要請が受け入れられるかどうかは、要請の行なわれ方に大きく左右される[14]。ゆえに、要請を行なう者が適切な訓練を受けていることが必要で、また、要請の方法がきちんと定められていると、その過程に関わる者にとって仕事がしやすくなるであろう[9]。

剖検の許可を求めるための訓練の必要性

医師の多くは、剖検の許可についてどのように遺族と交渉すべきかということに関して、正式な訓練・助言は何も受けていない[2,8,10,15,16]。臨床医の大半は、個人的な経験を通して、あるいは自身も何も訓練を受けたことのない先輩医師に立ち合うことを通してそれを身につけているのである[10,16]。

最初の経験が失敗に終わると、その後、剖検の要請に対する医師の意欲に長期にわたる影響を及ぼすため、適切な訓練によって準備をしておくことは非常に大切である。

多くの若い医師が、剖検の要請に関する訓練を希望しており[5,15,17]、この必要性を幅広い臨床的および基礎的文献が支持している[3,12,13,18,19,20,21]。医療の実践に必要とされる最も基本的なスキルは、若い医師が「医師として登録される前に」習得できるよう、指導担当者が責任をもつべきだという意見もある[22]。

訓練の内容

コミュニケーション・スキルの訓練は、必要とされる訓練内容が充分に検討され、明確に目的を定めたプログラムにもとづいていることが理想である[23]。

この訓練の対象者は、医学生、臨床医、サポートスタッフなどである。全医師協会（GMC）は、「医師は良い聴き手でなければならない……そして理解しやすい助言と説明を与えることができなければならない」と勧告している[22]。であるならば、訓練プログラムの目標は、剖検を求めるにふさわしい人物を養成することとも一致している。細やかな理解を示しながら遺族に情報を与え、悲しみを増長させない——このような人物を育てるためには、ある種の知識・技能・能力についての訓練が求められる。

医療に携わる者は、遺族の反応と不安をただちに予想し、それに対処する能力を持っていなくてはならない。各人はまた「死」、「葬儀の準備」、そして「宗教的・文化的慣例」についても念頭に置いておかなくてはならない[12,13,19,21,24,25]。

また、事務的な手続き、そして患者の死に関わった者の「役割」と「責任」を正しく認識することも大切である。

病院内での関係者は医師、看護スタッフ、遺族のサポートスタッフ、事務ス

タッフ、霊安室係、病理学者などであり、病院外の関係者としては、検死官事務所（ないしそれに相当するところ）[22]、出生死亡婚姻登録事務所、葬儀担当者、および遺族が含まれる。牧師からのサポート、ボランティア組織、慈善団体などの役割も知っておかなくてはならない。

13-1 死亡を検死官に報告すべきケース（Start他による論文から引用）[26]

死因が、出生死亡婚姻登録法1968の第51条にあるような「自然の経過によるもの」と医師が容易に証明できない場合、死亡は検死官に報告されなければならない。そのような死亡の報告が行なわれるであろうケースには以下のようなものが含まれる。

- 何らかの、暴行の疑いが持たれる／ないしその痕跡がある
- 死亡が事故（いつ起きたものであっても）に関係している可能性がある
- 死亡者が軍人恩給ないし労災障害者年金を受給していた場合（死亡が全くそれに関係ないと証明できる場合を除く）
- 死亡が労災に依っている／ないし死亡者の雇用に関連している可能性がある
- 死亡が中絶に関係している
- 死亡が手術中に起こった／ないし麻酔から完全に醒める前に起こった／ないし何らかのかたちで麻酔に関連している
- 死亡が治療方法や治療内容に関連している可能性がある
- 死亡が医療の不充分さに依っている可能性がある
- 医療過誤の申し立てがなされていた
- 死亡者自身の行為がその死の一因となった可能性がある
- 死亡が警察内に留置／ないし拘留施設に拘留中／あるいはその直後に起こった
- 死亡者が死に先立つ2週間のあいだ医師の診察を受けていない

剖検の要請をする前に、医師は、検死官（ないしそれに相当するところ）へ報告すべきケースを認識しておかねばならない **13-1**[26]。また、死亡報告が、法律的な要求というより「地域の習慣」として求められることもあるので、医師が職場を移る時は、その地域の方針（例えばアメリカでは、州によって状況が異なることもある）[27]を心得ておく必要がある。

また、法医学的剖検と病院の剖検との違い、そしてそれらが行なわれる状況についての違いを説明できなくてはならない。一般に、この違いは理解されておらず、「死因が分かっていないのではないか」、「家族の死に疑いが持たれる状況があるのではないか」という先入観があり、そのために剖検の要請が不安

13-2 剖検が拒否される理由

- 遺体が醜くなること、さらに傷つけることの不安
- 剖検の必要性についての情報の欠如
- 剖検の目的が分かっていない
- 剖検の現場を想像したくない
- 剖検を考えるには動揺が大きすぎる
- 許可を与えることにストレスを感じる
- 他の家族のメンバーからの反対
- 死者と死者が望んでいたことを尊重したい
- 宗教的・文化的な反対（例えば、ユダヤ人、イスラム教徒、クリスチャンサイエンティスト、ゾロアスター教徒、アフリカ系カリブ出身者の社会）
- 葬儀の準備にさしつかえるのではないかという不安
- ことをできるだけ早く済ませたいとの希望
- 費用についての不安

13-3 剖検に同意する理由

- 人の助けになりたい
- 死因を厳密にしたい
- 診断の確認
- 医学研究を助ける
- 死者の希望
- 家族の他のメンバーが希望している
- 心が安定している
- 受けた医療について満足している
- 医療スタッフからの勧め
- 臓器提供

を与えているようにも思われる。

　医師はまた、剖検にまつわる法的なことがら——例えば、同意を与える権限をもつのは誰なのか、ということも知っておかなくてはならない[19]。

　臨床医はまた、遺族が容易に理解できる用語を用いて死因を説明できなくてはならない。剖検に関する誤解のあり方や、遺族が許可を拒んだり与えたりする原因を理解することは、要請を効果的に行なうために欠くことのできない基礎であり、遺族側に与えられる恐れと不安を軽減させることにもなる（事例1〜3参照）[12,18,24,28〜33]。剖検の許可を拒む、あるいは与えることに対して、遺族の挙げる最も多い理由を **13-5** と **13-6** に挙げる[13,17,19,24,25,34,35〜38]。

13-4 剖検の利点——医学にとって

- 死因をはっきりさせる
- 疫学的統計の正確性の向上
- 臨床的診断の正確性に対してフィードバックを与える
- 新しい薬、治療法、外科的処置の効果、および病気のプロセスについての情報を得る
- 学部生・院生の医学教育に役立つ
- 医療監査および危機管理に役立つ
- 研究や知識の向上

13-5 剖検の利点——遺族にとって

- 正確な死因が分かる
- 診断の確認
- 心の安定につながる
- できるかぎりの医療が施されたが、死は不可避のものであったと納得でき、罪悪感を軽減する
- 医学研究への寄与
- 他者を援助する機会を得る
- 悲嘆のプロセスを支えることになる
- 遺伝的異常、疾病、および伝染病の可能性がある場合、それを特定できる
- 保険および賠償金請求する際の裏づけ

医師はおそらく、これらの理由の多くは認識しているだろう。しかし、剖検の必要性についての理解が得られていないことの影響、および葬儀の準備にさしつかえるのではないかという不安については、充分に意識されてはいないかもしれない。

13-6 剖検の利点——社会一般にとって

- 疫学的統計の正確性の向上
- 臓器および組織の提供
- 職業および環境において健康を害するものを特定し、警戒できるようになる
- 伝染病、流行病を特定し警戒できるようになる
- 医学知識の向上

事例1……遺族の不安の一例

遺体が傷つけられ醜くなるのではないか

　息子は、剖検によって母親の遺体が切り刻まれ、医学生の練習台となって醜くされてしまうのではないかと心配している。とくに、彼は母親の頭部に手をつけることを拒否しているが、それは葬儀のあいだ棺のふたを開けておきたいと望んでいるからである。

■ 説得
- 剖検は外科手術と同様のものであり、医師の資格のある病理学者によって行なわれる
- 死者の外見は全く変化を被らず、皮膚の傷跡も目では分からないはずである
- 望むのであれば、限定されたかたちの剖検（頭部の剖検の除外を条件にするような）あるいは針組織検を選択することも可能である。（これらの選択は、近親者からの同意が必要とされる、「法医学的（司法上の）必要性のないケース」においてのみ可能である。）

事例2……遺族の不安の一例

葬儀の準備にさしつかえるのではないか

　妻が夫の遺体を埋葬のために夫の故郷へ移すよう望んでいる。葬儀に参列するために海外からやってくる近親者がいるため、妻は必要な準備を急いで行なわなければならない。妻は剖検によって葬儀のスケジュールが遅れるのではないかと心配している。

■説得
- 剖検には短い時間しかかからず、葬儀社へ遺体を引き渡すことを遅らせることはない
- 剖検を急ぐこと、あるいは限定された剖検を選ぶことも可能である
- 霊安室係から葬儀社と連絡をとり、時を見計らって遺体を引き渡し、移送することができる
- これらの選択肢は、法医学的必要性（司法解剖）でない剖検の場合にのみ当てはまることである

事例3……遺族の不安の一例

剖検を正当とすることへの理解がないこと

　死亡者の妹は、兄の死因がすでに分かっているなら、剖検から得られるものはないと思っている。

■説得
- 剖検は、患者の生存中には得られない有益な情報を提供する
- 剖検は、医学のためのみならず、遺族そして社会一般にも、例えば遺伝病や伝染病を明らかにすることなどの利点をもたらしうる
- 医学者たちが、臨床的診断の正確性および治療効果に関して重要なフィードバックを得ることができる
- 剖検の結果が、遺族が悲嘆から立ち直る助けになることもある。死因についてさらに深く知ること、そして適切な医療がすべて施されたと知ることは慰めとなりうるからである。

剖検の要請をするにあたって、担当者は、なぜこの要請を行なうのか——剖検がもつ医学や遺族、社会に対する利益や重要性を、明確に説明しなくてはならない[12,13,15,19,21,24,32,33,36,39]。

遺族が要請の仕方を無神経だと感じることもあり、また前置きがなかったり、タイミングが悪かったり、要請の理由を説明しそこなったりすることで、遺族を悲しませることもある[36,40]。

医学生は剖検の価値と有用性について教えられていないことが多く、このことが後々、剖検に対する彼らの考え方に、大きな影響を及ぼすことになる[1,10,21]。ある研究によれば、臨床医のなかには剖検の重要性を認識しながらも、剖検のもたらしうる情報の量と性質をすべては分かっていない者もいるという（**13-4**～**13-6** 参照）[15,25]。

剖検の要請をするときは、遺族を威圧しないように心がける。必要であれば、時間をかけて、他の人々とも相談して決められるように配慮すべきである[19,21]。

医師は剖検の性格や、通常の剖検にとって代わる方法——条件付きの剖検や針組織検、開腹／内視鏡的検査[33,41~44]について理解しておき、また、検査やその結果報告の日程調整なども、頭に入れておかなくてはならない[19,33]。遺族がどんな質問をしても対処するためである。しばしば遺族は、例えば結果について知らされるのかどうか、どのように伝えられるのかについて、明解な答えを与えられないでいる[38]。

適切な訓練プログラムによって、剖検の要請に対する肯定的な考え方を養い、必要とされる知識を与え、その技術や能力を向上させなくてはならない。例えば医師は、剖検に同意した遺族がなるべく早く検査結果を受けとり、その結果について臨床医ないしかかりつけ医と話し合うことができるように、責任を負うべきである[3,12,32,45,46]。剖検の結果報告はしばしば遅くなり、遺族にはまったく伝えられないことも多いのである[3,36,40]。

理想的には、剖検の許可を要請することについての訓練も、「死」の臨床における幅広いコミュニケーション・スキルを教育するプログラムの一部となることが望ましい[12,47]。医学教育の場において、臨床での実践に直接求められるコミュニケーション・スキルを正式に訓練することの必要性は、ますます認められるようになってきている[48,49]。

──剖検の要請について訓練することの利点

　適切な訓練をあらかじめ受けておくことにはさまざまな利点がある。まず、剖検の価値をより良く認識することができる。また、遺族と交渉する能力に自信を深めることで、剖検の要請に、積極的に取り組めるようになる。医師が剖検の要請を行なう際の苦痛を和らげ、許可が得られるであろうという期待感を高めることになろう[50]。

　要請の「質」を向上させることで、許諾の割合が高まり、ひいては病院での剖検率の上昇につながる[31]。質の向上によって、医師にとって不安の種となっている「遺族が余計な悲しみを味わうこと」が解決し、また、剖検の性質と重要性についてより良く、より正確な理解を一般の人々に普及することに結びついていくであろう。

──コミュニケーション・スキルの訓練はどのように行なわれるか？

　コミュニケーション・スキルの訓練方法としてイギリスの医学部で最もひろく採り入れられているものは、個別指導、ビデオ録画によるフィードバック、ロールプレイ、そして講義である[48,51,52]。自己学習ワークショップやグループでのディスカッションは、あまり行なわれていないようである。

　実際の患者と模擬患者が用いられる比率については、調査のために収集したデータのレベルに差異があるため、結論を導き出すことは難しい。しかし、教育の「方法」は非常に重要な問題である。訓練の効果は、どれだけ複雑なスキルを要求されたかということだけでなく、教育方法そのものにも左右されるからである[53]。さまざまな教育方法があるなかで、各々どれほどの効果があるのかを評価するに足るデータは、今のところまだない[48]。

　臨床に携わる医師は、小人数でのセミナーおよび個別指導、グループでのディスカッション、さらに実例ビデオ、ビデオ録画でのフィードバック、ロールプレイを用いるといった積極的な教育法を望んでおり、ガイドラインを記した文書や、講義などの受動的な教育法はあまり望んでいない[10]。イギリスの医学部の大半は、講義から小人数による学習方式へ移行しようとしている[22]。

───コミュニケーション・スキルの訓練はいつ行なわれるべきか？

　イギリスの医学部におけるコミュニケーション・スキルの訓練は、全体の三分の一以上が、臨床実習の初年度に行なわれているようである[48]。しかし昨今、学部のカリキュラムから始まり、卒後および生涯教育にまで及ぶ「総合的なコミュニケーション・スキルの訓練」の必要性が叫ばれている[48,49,54,55]。

　他方、このような訓練は学部レベルでは難しく、前医師登録年の始めに行なうのが最善であるという考え方もある[22,57]。学部の最終年度の始めから前医師登録年終了までのあいだが、このような訓練に最も望ましい期間であるとする医師たちもいる[10]。

　コミュニケーション・スキルの訓練として理想とすべきはおそらく、学部における医学教育のなかで適切な時期（例えば、病理学を教える際に剖検要請を取り入れるなど）に訓練を行ない、その後、特定領域の臨床的実践に直接関わってくるスキルを、前医師登録年、大学院、さらに卒後の医学教育において磨き続けていくというものではないだろうか。

◆22.わが国では「監察医務院」が検死官事務所に相当する。

1　Hill RB, Anderson RE. *The autopsy- medical practice and public policy*. Boston: Butterworths, 1988.
2　Chana J, Rhys-Maitland R, Hon P, Scott P, Thomas C, Hopkins A. Who asks permission for an autopsy? *JR Coll Physicians Lond* 1990;24:185-8.
3　McPhee SJ, Bottles K, Lo B, Saika G, Crommie D. To redeem them from death: reactions of family members to autopsy. *Am J Med* 1986;80:665-71.
4　Harris A, Ismail I, Dilly S, Maxwell JD. Physicians' attitudes to the autopsy. *JR Coll Physicians Lond* 1993;27:116-8.
5　Wilkes MS, Link RN, Jacobs TA, Fortin AH, Felix JC. Attitudes of house officers toward the autopsy. *J Gen Intern Med* 1990;5:122-5.
6　Kesler RW, Maxa V, Saulsbury FT. Evaluation of physicians' requests for autopsies. *J Med Educ* 1983;58:153-5.
7　Katz JL, Gardner R. Request for autopsy consent. *NY State J Med* 1973;1:2591-6.
8　Inglis FG, McMurdo ME. Post-mortem rates and junior doctors in Tayside───

three years after the Joint Working Party report. *Health Bulletin* 1995;53:379-85.
9 Haque AK, Cowan WT, Smith JH. The decedent affairs office: a unique centralized service. *JAMA* 1991;266:1397-9.
10 Sherwood SJ. Motivation to request permission for hospital autopsies: the predictive utility of clinicians' strength of self-efficacy, outcome expectations, and outcome values. MSc Dissertation. Sheffield, England: University of Sheffield, 1993.
11 Birdi KS. A comparison of the theory of planned behaviour and the theory of reasoned action in the context of requesting hospital autopsies. (MSc dissertation). Sheffield, England: University of Sheffield, 1992.
12 Charlton R. Autopsy and medical education: a review. *JR Soc Med* 1994;87:232-6.
13 Report of the Joint Working Party of the Royal College of Pathologists, the Royal College of Physicians of London and the Royal College of Surgeons of England. *The autopsy and audit*. London: Royal College of Pathologists, 1991.
14 McGoogan E. The autopsy and clinical diagnosis. *JR Coll Physicians Lond* 1984;18:240-3.
15 Hinchliffe SA, Godfrey HW, Hind CRK. Attitudes of junior staff to requesting permission for autopsy. *Postgrad Med J* 1994;70:292-4.
16 Katz JL, Gardner R. The intern's dilemma: the request for autopsy consent. *Psychiatry Med* 1972;3:197-203.
17 Stolman CJ, Castello F, Yorio M, Mautone S. Attitudes of pediatricians and pediatric residents toward obtaining permission for autopsy. *Arch Pediatr Adolesc Med* 1994;148:843-7.
18 Brown HG. Perceptions of the autopsy: views from the lay public and program proposals. *Hum Pathol* 1990;21:154-8.
19 Connell CM, Avey H, Holmes SB. Attitudes about autopsy: implications for educational interventions. *Gerontologist* 1994;34:665-73.
20 Inglis FG, McMurdo ME. The death of the postmortem. *Scott Med J* 1995;40:131-2.
21 The Scottish Office Home and Health Department Scottish Health Service Advisory Council. *Autopsy Services in Scotland: A Report by the National Advisory Committee for Scientific Services*. Edinburgh: The Scottish Office Home and Health Department, 1994.
22 The General Medical Council Education Committee. *Tomorrow's doctors: recommendations on undergraduate medical education*. London: The General Medical Council, 1993.
23 Patrick J. *Training research and practice*. London: Academic Press, 1992.
24 Green J, Green M. *Dealing with death: practices and procedures*. London: Chapman Hall, 1992.
25 Lazda EJ, Brown DC. An audit of autopsy rates in an inner London general hospital. *JR Soc Med* 1994;87:658-60.

26 Start RD, Delargy-Aziz Y, Dorries CP, Silcocks PB, Cotton DWK. Clinicians and the coronial system: ability of clinicians to recognise reportable deaths. *BMJ* 1993;306:1038-41.
27 Schmidt S. Consent for autopsies. *JAMA* 1983;250:1161-4.
28 Sanner MA. In perspective of the declining autopsy rate. *Arch Pathol Lab Med* 1994;118:878-83.
29 Sanner MA. Medical students' attitudes toward autopsy: How does experience with autopsies influence opinion? *Arch Pathol Lab Med* 1995;119:851-8.
30 Start RD, Saul CA, Cotton DWK, Mathers NJ, Underwood JCE. Public perceptions of necropsy. *J Clin Pathol* 1995;48:497-500.
31 Clayton SA, Sivak SL. Improving the autopsy rate at a university hospital. *Am J Med* 1992;92:423-8.
32 Webster JR, Derman D, Kopin J, Glassroth J, Patterson R. Obtaining permission for an autopsy: its importance for patients and physicians. *Am J Med* 1989;86:325-6.
33 Berger LR. Requesting the autopsy: a pediatric perspective. *Clin Pediatr* 1978;17:445-52.
34 Geller SA. Religious attitudes and the autopsy. *Arch Pathol Lab Med* 1984;108:494-6.
35 Gatrad AR. Muslim customs surrounding death, bereavement, postmortem examinations, and organ transplants. *BMJ* 1994;309:521-3.
36 Start RD, Sherwood SJ, Kent G, Angel CA. Audit study of next of kin's satisfaction with clinical necropsy service. *BMJ* 1996;312:1516.
37 Solomon SA, Adams KHR. Attitudes of relatives to autopsies of elderly patients. *Age and Ageing* 1993;22:205-8.
38 Kirkham N, Renshaw M. Next of kin satisfaction with the autopsy. *J Pathol* 1993;170:374A.
39 Start RD, Hector-Taylor MJ, Cotton DWK, Startup M, Parsons MA, Kennedy A. Factors which influence necropsy requests: a psychological approach. *J Clin Pathol* 1992;45:254-7.
40 Witter DM, Tolle DM, Mosley JR. A bereavement program: Good care, quality assurance, and risk management. *Hospital & Health Services Administration*, 1990;35:263-74.
41 Schneiderman H, Gruhn JG. How- and why- to request an autopsy. *Postgrad Med* 1985;77:153-64.
42 Foroudi F, Cheung K, Duflou J. A comparison of the needle biopsy post mortem with the conventional autopsy. *Pathol* 1995;27:79-82.
43 Avrahami R, Waternberg S, Daniels-Philips E, Kahana T, Hiss J. Endoscopic autopsy. *Am J Forensic Med Pathol* 1995;16:147-50.
44 Avrahami R, Waternberg S, Hiss Y, Deutsch AA. Laparoscopic vs conventional

autopsy, *Arch Surg* 1995;**130**:407-9.
45 Whitty P, Parker C, Prieto-Ramos F, Al-Kharusi S. Communication of results of necropsies in North East Thames region. *BMJ* 1991;**303**:1244-6.
46 Hutchins GM. Practice guidelines for autopsy pathology. Autopsy reporting. Autopsy Committee of the College of American Pathologists. *Arch Pathol Lab Med* 1995;**119**:123-30.
47 Field D. Formal instruction in United Kingdom medical schools about death and dying. *Med Educ* 1984;**18**:429-34.
48 Whitehouse CR. The teaching of communication skills in United Kingdom medical schools. *Med Educ* 1991;**25**:311-8.
49 Consensus statement from the Workshop on the Teaching and Assessment of Communication Skills in Canadian Medical Schools. *Can Med Assoc J* 1992;**147**:1149-50.
50 Cottreau C, McIntyre I, Favara BE. Professional attitudes toward the autopsy: a survey of clinicians and pathologists. *Am J Clin Pathol* 1989;**92**:673-6.
51 Frederikson L, Bull P. An appraisal of the current status of communication skills training in British medical schools. *Soc Sci Med* 1992;**34**:515-22.
52 McManus IC, Vincent CA, Thom S, Kidd J. Teaching communication skills to clinical students. *BMJ* 1993;**306**:1322-7.
53 Maguire P. Can communication skills be taught? *Br J Hosp Med* 1990;**43**:215-6.
54 Parle J, Wall D, Holder R, Temple J. Senior registrars' communication skills: attitudes to and need for training. *Br J Hosp Med* 1995;**53**: 257-60.
55 Heavey A. Learning to talk with patients. *Br J Hosp Med* 1988;**39**:433-9.
56 Jolly BC, MacDonald MM. Education for practice: the role of practical experience in undergraduate and general clinical training. *Med Educ* 1989;**23**:189-95.

監訳者あとがき

岡安大仁

　世界的に有名な米国の内科医P.A.タマルティはその名著"The Effective Clinician"の中で、
　「臨床医は勤務時間の大部分を患者とのコミュニケーションに使うべきである。言葉を有効に使えば患者もよく反応してくれる。さもないと、結果は惨憺たるものになってしまうかもしれない」（日野原・塚本訳）
と述べ、さらに、
　「第一級の臨床医ならば、二つのこと、すなわち患者に話しかけること、患者に耳を傾けること、の両方を極めてみごとにやってのけるように自己修練するはずである。そして、また第一級の臨床医ならば患者と同様、その責任をもつ家族にも同じことをするはずである。」
と、そして、
　「患者との会話を効果的にするということは決して医師が出たとこ勝負でやってみて体得されるすじのものではない、ということを認識してほしい。効果的な会話は、学ばれ、研究され、計画され、経験されるものである」
と述べている。
　今日、わが国ではインフォームド・コンセントがきわめて重大なこととして、医学・医療の中でも、患者と医師の関係を最大の関心事とする市民グループにおいても取り上げられつつある。しかも、インフォームド・コンセントの基盤ともなるべき患者と医師、医師と患者・家族とのコミュニケーションの重要性がようやく認識され、とくに医学卒前教育、卒後研修教育、さらに生涯教育の必要性が識者によって叫ばれるようになった。
　私もそのような想いを強くするものの一人であるが、従来わが国においてはコミュニケーションのスキルなどというものは、先輩医師から経験を通して伝

達されるものという考えにもとづいており、臨床場面における医師‐患者関係のコミュニケーション・スキルの要点を具体的に示した教科書も、また適切な翻訳書もなかったと言ってよい。

　二年前の日本心身医学会総会会場の洋書展示場で、私は本書"Communication Skills in Medicine（C. RK Hind編）"を目にした。手ごろな小書であるうえに、読んでみると、新生児奇形から乳幼児突然死、さらには予後不良の疾患にはじまり、ガン、エイズ、突然死、検死や病理解剖に際しての医師の患者・家族とのコミュニケーションの留意点が、それぞれの現状をふまえつつ要点をとらえて列記してある。

　私は一読して、是非わが国の卒前・卒後の医学生・医師に読んでいただきたいとの強い想いにかられた。しかも、イギリスの医師の書いたものであって、北米の医師のようには革新的に過ぎることもなく、むしろ、患者・家族の心情については、わが国の現状ときわめて近似したものをとらえながら、医師・医療者の責任というものを失わないコミュニケーションのあり方を力説している。

　本書の中には、膵嚢胞線維症や多発性硬化症のように、白人には頻度が高いがわが国ではきわめて低率な疾患をとらえての記述もあるが、それらは失敗を犯しやすいコミュニケーションの場面としてのわが国での実情の中で他疾患を対象として類推し、学んでゆくべきものと思う。

　いずれにせよ、本書は医学生とその教師、研修医および多くの臨床医に読んでいただきたい。また、看護職およびコメディカルの方にも是非お読みいただきたいと思う。さらに本書が利用され、できれば早い機会にわが国の臨床場面をふまえた指導書が出版されることを期待したい。

　最後に、本訳書のために敬愛する大阪大学人間科学部教授・淀川キリスト教病院名誉ホスピス長　柏木哲夫先生の推薦序文を頂戴したことに深謝する。

　また、新生児・幼児期の訳出にあたり、種々ご教示いただいた東京都日野市立総合病院・小児科医長　鈴木與志晴先生に深謝する。

　わが国の公的・私的支援情報などについて資料を提供していただいた日本大学医学部付属板橋病院医療福祉相談室　古屋克己主任、荷見千草さん、大石裕正さんに感謝する。

　さらに、本書出版にご協力いただいた「人間と歴史社」佐々木久夫社長、とくに弓削悦子さんのご尽力に深く感謝する。

訳者略歴

岡安大仁（おかやすまさひと）
1949年、日本大学医学部卒業。日本大学第一内科学教室で呼吸器内科学を専攻。
1980年、日本大学教授となる。
1978年から日本大学板橋病院においてターミナルケア検討会を開始し、1987年、死の臨床研究会代表世話人となりわが国の終末医療の向上に尽力。
現在、日本歯科大学客員教授、ピースハウス・ホスピス病院最高顧問、信愛病院ホスピス棟顧問。
著書：「外来呼吸器疾患診療指針」（金原出版）、「呼吸とその管理」（医学書院）、「呼吸困難とその対策」（医学書院）、「ターミナルケア医学」（医学書院）、「現代の死をみとる」（蒼穹社）、その他多数。

高野和也（たかのかずや）
1993年、桜美林大学国際学部国際学科日本地域研究コース卒業。
同年、米国ミズーリ州セントルイス市ワシントン大学大学院日本語日本文学研究科入学。
1995年、同大学院のソーシャルワーク科に入学し、1996年卒業。
1997年よりピースハウス・ホスピスに勤務。

いかに"深刻な診断"を伝えるか
──誠実なインフォームド・コンセントのために
初版第一刷 2000年4月10日

編著者	チャールズ RK ハインド
監訳者	岡安大仁
訳者	高野和也
発行者	佐々木久夫
装幀・デザイン	妹尾浩也
印刷	株式会社シナノ
発行所	株式会社人間と歴史社
	〒101-0062　東京都千代田区神田駿河台3-5
	電話　03-5282-7181（代）
	振替　00150-0-57397

©2000 in Japan by Ningentorekishisha
ISBN4-89007-116-4 C3047　Printed in Japan
落丁、乱丁本はお取替えします。定価はカバーに表示してあります。